Abnehmen ohne Diät

95 falsche Erfolgsrezepte

I0129722

Birgit Simon

Ralf Neureuter

Bibliografische Information der Deutschen Nationalbibliothek:

Die Deutsche Nationalbibliothek verzeichnet diese Publikation in der Deutschen Nationalbibliografie; detaillierte bibliografische Daten sind im Internet über http://dnb.dnb.de abrufbar.

Cover: Ralf Neureuter

Impressum: R.Neureuter

Hiltruper Str. 91; 48167 Münster

Copyright © 2014 Birgit Simon

Alle Rechte vorbehalten.

ISBN: 978-3000448638 (Neureuter Training)
ISBN-13: 3000448632

Birgit Simon ist Ökotrophologin, Hypnose-Coach, zertifizierter contextueller Coach, diplomierte Kaffeeabschmeckerin, Dozentin und Autorin. Sie arbeitet seit vielen Jahren unter anderem im Bereich Dokumentation und

Publikation klinischer Studien mit Antioxidantien.

Mit ihrer Praxis Hypnose-Coachings.de in Münster hat sie sich auf die Unterstützung von Abnehmwilligen und auf Rauchentwöhnung spezialisiert. Aus Praxiserfahrung und Recherche, aber vor allem aus Selbstversuchen resultieren die verfassten Erkenntnisse und Fakten.

Als Mitbegründerin der Abnehmwerkstatt.de und von Neureuter-Training.de entwickelt sie aktuell praktische Coaching-Konzepte für den Alltag zum Thema Abnehmen, Fitness und Mentaltraining.

„SCHLANK BLEIBEN IST WIE EIN LOTTOGEWINN, WENN MAN KEINE AHNUNG HAT."

Birgit Simon

Dipl. Ökotrophologin.

Inhalt

5

Disclaimer

Alle Rechte sind vorbehalten. Kein Teil dieser Veröffentlichung oder der darin enthaltenen Informationen dürfen zitiert oder in irgendeiner Form mit irgendwelchen Mitteln wie Drucken, Scannen, Fotokopieren oder auf andere Weise ohne vorherige schriftliche Genehmigung des Urhebers kopiert werden. Haftungsausschluss und Nutzungsbedingungen: Es wurde alles unternommen, um sicherzustellen, dass die Informationen in diesem Buch richtig und vollständig sind. Die Autoren und der Verlag übernehmen keine Gewähr für die Richtigkeit der Informationen, Texte und Grafiken, die im Buch enthalten sind; schon aufgrund des schnellen Wandels der Wissenschaft, Forschung, der bekannten und unbekannten Fakten und des Internets. Die Autoren und der Verlag übernehmen keine Verantwortung für Fehler, Auslassungen oder gegenteilige Auslegungen des Themas. Alle Informationen und Ratschläge in diesem Buch sind von den Autoren sorgfältig erwogen und überprüft, bieten jedoch keinen Ersatz für ärztlichen Rat. Jeder Leser ist für sein eigenes Handeln und seine Gesundheit selbst verantwortlich. Somit erfolgen alle Angaben in diesem Buch ohne jegliche Gewährleistung oder Garantie seitens der Autoren. Die Autoren haften nicht für Personen-, Sach - und Vermögensschäden. Dieses Buch ist ausschließlich für Motivations- und Informationszwecke vorgesehen.

Vorwort

Eine Zunft wird an ihren Ergebnissen gemessen. Die deutsche

Ernährungsberatung hat saumäßige Ergebnisse: Mehr als die Hälfte aller Deutschen sind übergewichtig und ein Drittel ist fettleibig, Tendenz steigend.

Warum sind Ernährungsberater doof? Weil sie Dienst nach Vorschrift machen. Weil sie sich deutsch verhalten: autoritätsgläubig, resigniert, in »das-ist-aber-schwierig-Haltung«, nicht selbstständig denkend. Sieht man sich nur mal an, welche Studien über die Wirksamkeit von Vitaminen und anderen Nahrungsergänzungsmitteln herangezogen werden, nämlich der kleine Teil (Schrottstudien mit schlechtem Design) ohne signifikante Ergebnisse, wird klar, was das Ziel ist: Alles soll so bleiben, wie es ist. Kein Ergebnis soll wirklich tiefgreifend analysiert werden; alle wollen auf ihrem Stuhl sitzen bleiben können. Bitte keinen Ruck durch die Reihen.

Und wer sind die unbekannten Autoren, die etwas so Unerhörtes behaupten? Schließlich ist in Deutschland so ziemlich alles geregelt, was die Berufsordnung angeht und welcher Berufszweig wo pfuschen darf. Die Autoren sind Birgit Simon (Dipl. Ökotrophologin) und Ralf Neureuter (Dipl. Landschaftsökologe), Menschen, die zu dick waren und für sich und Sie Gründe für das Problem *Abnehmen* »von der Straße« gesammelt und in diesem Buch zusammengetragen haben, authentisch, aus Kundengesprächen, Freundeskreis und eigenen Erfahrungen. Wir können Ernährungsberatern nicht länger glauben, weil wir die Erfahrungen der Menschen kennen, die es getan haben und die frustriert sind, weil ihr Problem nicht gelöst ist.

Wir sind selbst landläufigen Empfehlungen auf den Leim gegangen und haben vieles am eigenen Leib erfahren, bis wir es endlich schafften und somit den Beweis angetreten sind, dass Abnehmen möglich ist. Eben nur nicht mit herkömmlicher Ernährungsberatung, die wir uns erlauben, schonungslos als »die-Erde-ist-eine-Scheibe-Wissen« anzuprangern.

Und wer sind *Sie, verehrter Leser? Sind Sie dick,* vollgepackt mit

Konzepten, Halbwissen und Verzweiflung? Haben Sie dicke Freunde, Partner, Eltern oder Kinder und reiben sich auf, weil diese Ihre gut gemeinten Ratschläge nicht befolgen?

Sollten Sie, geneigter Leser, Arzt, Ernährungsberater, Ökotrophologe o. ä. sein, gibt es keinen Anlass, Ihre Kompetenz in Frage zu stellen. Allerdings gibt es einen Anlass, Wissen und Strategie zu überprüfen, kritisch damit umzugehen, die immer gleichen Dinge weiterzugeben und Deutschland trotzdem nicht schlanken zu sehen.

Das Buch möchte anregen, Konzepte zu überprüfen, anstatt die Dicken als Buhmänner zu missbrauchen, die richtige Ratschläge nicht richtig umsetzen. Es fordert auf, die menschlichen, natürlichen Gründe ernst zu nehmen, warum Abnehmen unmöglich ist, um überhaupt erst zu verstehen, wie Abnehmen möglich sein kann.

Denn, niemand ist gerne dick und Dicke sind lediglich verwirrte Experten ohne Ergebnisse, genau wie ihre Berater.

Hoffnung aus dem Norden: Während dieses vorliegende Buch entstand, sind wir teilweise an der starren Sichtweise der Deutschen Gesellschaft für Ernährung (DGE) verzweifelt. Wir wussten nicht, dass Schweden als erste westliche Nation, einen niedrigeren Kohlenhydrat- und höheren Fettkonsum als nationale Prävalenz der Adipositas, Bekämpfung der Diabetes und Verbesserung der Herzgesundheit als Diät empfiehlt. Nachdem 16000 Studien zu Ernährung und Adipositas ausgewertet wurden, kamen schwedische Regierungsberater am Swedish Council on Health Technology Assessment zu dem Ergebnis, dass kohlenhydratarme Diäten sowohl nützlich als auch sicher sind bei Insulinresistenz. Ausdrücklich wird darauf hingewiesen, dass es keinen Zusammenhang zwischen fettreicher Ernährung und Übergewicht und Herzkreislauferkrankungen gibt. Und das ist genau noch der **Mythos Nr. 1**, den Ihnen Ihre Ernährungsberater weismachen wollen. Ernährungsberater, die nur den Empfehlungen der DGE folgen.

Für eilige Leser: Sollten Sie weder Zeit noch Muße haben, das ganze Buch zu lesen, sich jedoch dafür interessieren, *wie* Abnehmen möglich ist, dann blättern Sie schon mal zum Schlusswort vor. Dort finden Sie das Geheimnis schlanker Menschen. Doch könnte es passieren, dass Sie auf dem Weg zum eigenen Schlanksein einem der 95 Gründe begegnen, die auf den Seiten zwischen hier und dem Schlusswort beschrieben werden. Eventuell könnten Sie genau diesen »Fehler« vermeiden, wenn Sie den Text doch genießen. Guten Appetit!

Münster, 30.12. 2013,

Birgit Simon und Ralf Neureuter

Einleitung

Was uns zu diesem Buch motivierte: Vor vier Jahren versuchten wir herauszufinden, wie man gesund Gewicht reduziert. Nach einem Jahr der frischen Liebe und meinem neuen Job als Redakteur nahm vor allem ich (Ralf) zu. Wir lebten typischerweise in Feierlaune, Birgit liebt das Kochen und das Versorgen – und der stressige Job musste belohnt werden, mit Bier und Chips und leckerem Essen. Schließlich hatte ich es mir verdient, Bewegung hatten wir reichlich. Leider nahmen wir aber immer mehr zu. Trotz aller »Anstrengungen«. Ich zum Beispiel trainierte fünfmal die Woche im Fitnessstudio, fuhr jeden Tag 20 Kilometer mit dem Rad zur Arbeit, anschließend mit dem Rad fünf Kilometer zum Fitnessstudio und zurück. Ich lief dort 30 Minuten auf dem Laufband (aerob), machte anschließend 45 Minuten Muskeltraining an Geräten und schwamm 30 bis 60 Minuten im Kraulstil im aeroben Bereich. Ich war verzweifelt: Ich nahm einfach nicht ab!

Ich hatte keine Süßigkeiten gegessen. Und rein kalorisch schienen auch mein Wochenendbier und ein paar Snacks nichts auszumachen. Ich führte Bilanz anhand des klassischen Kalorienzählens. Empfohlen von meinem Arzt. Schlicht, ich handelte nach bestem Wissen.

Ich ging zu meinem damaligen Hausarzt. Ein sympathischer Typ. Sehr kompetent. Nur leider mit dem gleichen Wissen hausierend, das man schon mundgerecht zubereitet findet im *Deutschen Ärzteblatt*, in der *Apotheken-Umschau* und in Schundberichten über Schrottstudien. Mein Arzt, ein Heinz-Erhardt-Typ, humorvoll, aber eben auch dick. Sehr dick. Er aß zwei Tortenstücke, während ich in seine Sprechstunde kam. Er brauche das, denn er könne unterzuckert nicht zum Notdienst gehen.

Eines Tages berichtete ich ihm frustriert, wie oft ich trainierte und dass ich trotzdem nicht abnehme und weit über 96 kg bliebe. Mein Arzt meinte, ich müsse mir keine Sorgen machen, Männer mit leicht erhöhtem BMI würden am längsten leben.

Sehr viel später erst habe ich erfahren, dass diese Information einer oft zitierten Studie entspringt, in der auch krebskranke Menschen und Raucher mitgezählt wurden. Diese »krankschlanken« verfälschen jedoch die Statistik. Wieder einmal wurden zwei Studien mit negativen Ergebnissen herausgegriffen, anstatt die zehn ordentlich gemachten zu respektieren und den Mut zu haben, von Ergebnissen zu lernen. Bei Letzteren hatte man nämlich festgestellt, dass ein erhöhter BMI sehr wohl zur Krankheit und einem verkürzten Leben führt.

Also hatte mein Arzt die Studien auch nur lesen lassen, dem *Deutschen Ärzteblatt* vertraut und die dortige Zusammenfassung »Männer mit leicht erhöhtem BMI leben am längsten« brav zu seinem Patienten-Beruhigungs-Mantra gemacht.

Ein Mann mit leicht erhöhtem BMI wollte ich jedoch nicht bleiben. Ich suchte weiter nach »Schuldigen« und Lösungen. So machte ich die damals verordneten Betablocker dafür verantwortlich, dass sie meinen Puls beim Sport nach oben begrenzten und damit die

Fettverbrennung. Das könne schon sein, so mein Arzt, aber ich müsse mir wirklich keine Sorgen machen. Als seine letzten Krümel vom Teller genascht waren, gab er mir eine Kalorientabelle: Ich solle Kalorien zählen. Es sei ja so: Man müsse nur weniger essen, als man verbrauche, dann würde man abnehmen. Nachdenklich verließ ich die Praxis. Na, wenn das so einfach wäre ..., denn ich verbrauchte doch schon viel. Da kann doch was nicht stimmen! Mein Forschergeist war geweckt.

Gleichzeitig fing meine Ehrfurcht vor Heilberufen in puncto Abnehmen und Fitness an zu bröckeln. Ich dachte an meine dicken Freunde, die überhaupt keinen Sport machten; die würden doch niemals mit den Ratschlägen solcher Ärzte weiterkommen. Für mich war klar, dass ich von meinem Übergewicht runterkommen musste, nur nicht mithilfe unpraktischen und nachgeplapperten Halbwissens.

Wenn *Bild* titelt »Jeder Zweite ist zu dick« oder auch »Dicke kosten das Gesundheits-System 17 Milliarden Euro« (vom 27.07.2010), das *Statistische Bundesamt* zusammenfasst: 60,1 % der Männer und 42,9 % Frauen sind übergewichtig (Ergebnisse des Mikrozensus 2009), dann soll wohl die Schuld auf die Dicken abgewälzt werden. Die Dicken sind selbst schuld, weil einfach zu doof. Nicht die Ernährungsberater oder die Politiker. Apropos, war nicht auch Herr Dr. Kohl selbst schuld, als er nach seinen sommerlichen Fastenkuren jedes Jahr dicker wurde. Nicht seine Ärzte. Ein Mann, so dumm wie man ihn gerne darstellte, der aber über so viel Ehrgeiz verfügte, lange Bundeskanzler zu sein. Jenes Genie, das die deutsche und europäische Einigung erzielte. Nur wir sehen oft in Menschen mit regionaler Verwurzelung, die dann noch dazu dick sind, gerne den Doofmann. »Der ist doof, weil er dick ist«, untermauerte man den unterschwelligen Groll gegen den Rekordbundeskanzler. Sie haben Recht, ich schweife ab − über Politiker müssen wir an dieser Stelle nicht reden. Aber über die Zunft der Ernährungsberater. Viele davon sind Ökotrophologen, Heilpraktiker, Ärzte und Psychologen. Das sind gebildete Leute mit guten Ausbildungen und Konzepten, die nur nach bestem Wissen und Gewissen die Empfehlungen der Institutionen befolgen. Und an ihren Konzepten kann es ja nicht liegen, schließlich müsse sich der Übergewichtige nur mehr bewegen und weniger essen. Alles plausibel klingende Informationen. Dem Verstand nach alles richtig. Aber leider wird kein Mensch durch seinen Verstand dick oder dünn. Der Mensch ist aufgrund seiner Neurophysiologie kaum verantwortlich zu machen für das, was er tut. Der freie Wille ist eine Illusion, auch wenn sich Humanisten und Sozialwissenschaftler über diese Tatsache die Haare raufen. Entscheidungen des freien Willens sind eine Illusion. Vielmehr ist der Verstand dazu da, schnelle unterbewusste Entscheidungen nachträglich zu begründen oder zu rechtfertigen. Gründe und Rechtfertigungen sind übrigens eine weit verbreitete Masche, verfehlte Ziele zu entschuldigen – beim Ernährungsberater *und* bei seinem Kunden.

Es sind also unterbewusste Entscheidungen, so oder so zu handeln, die der Verstand später erklärt. Gewissermaßen basieren unsere Handlungen auf Emotionen, die wiederum bestimmten wiederkehrenden Mustern folgen. Nicht Naschen macht dick, sondern das täglich gleiche Fehlverhalten bestimmt unser Leben und unsere Figur. Angst, Trauer, Frust und vieles mehr bestimmen unsere Handlungsmuster, nicht der Verstand. Der ist nur Kommentator und wird heute hauptsächlich dazu eingesetzt, Dinge zu bewerten, abzuwerten (Facebook-Kultur) oder das eigene Scheitern zu rechtfertigen und zu begründen. Angst beispielsweise ist eine wichtige Emotion. Sie verhalf unserer Spezies mal zur Flucht. Ist heute kaum mehr nötig.

Heute versteckt sich so manch ein Dicker in der Wohnung. Das ist seine sichere Höhle. Und dort muss er auch nicht unbedingt raus, weil der Kühlschrank voll ist. Es steht auch kein Ernährungsberater neben dem Kühlschrank. Die Broschüre zum Abnehmen von der Krankenkasse oder vom Arzt liegt in Sichtweite. Der Verstand könnte Nein sagen, sagt er vielleicht auch leise, aber die Emotion, das Handlungsmuster ist stärker. Es ist die grundlegendste Eigenschaft des Menschen, in Reichweite von Lebensmitteln einfach zuzugreifen. Ein evolutionäres Überlebensprogramm. Nur heute ist jede unterbewusst gesteuerte Naschattacke eine von den vielen letzten Henkersmahlzeiten. Und wenn die Kühlschranktür geöffnet wird, hat das selten der Verstand veranlasst. Kein Mensch isst immer rein aus dem Verstand heraus. Das hält er nicht durch. Die Emotion, die unterbewusste Handlungssteuerung, ist stärker als jeder Verstand, selbst wenn Sie Einstein heißen würden.

Also eins können wir schon mal festhalten: Sie sind nicht doof. Sie sind einfach nur ein Mensch. Sind Ernährungsberater auch nur Menschen? Ja, aber Mitglieder einer Gruppe, einer Zunft; hier liegt der Hase im Pfeffer.

Eine ganze Zunft versucht Ihnen über den Verstand das Essen leidig zu machen, wenn Sie zu dick sind. Ihnen wird die Schuld gegeben, obwohl Sie ja jetzt wissen, Sie trifft keine Schuld. Schuldfähigkeit ist neurophysiologisch glatter Blödsinn. Die Ernährungsberater sind erfolglos. Wenn mehr als die Hälfte der Bevölkerung zu dick ist, ist die Wirksamkeit der Ernährungsberatung schlechter als der Zufall mit 50 % Wahrscheinlichkeit. Jede Tablette würde vom Markt genommen, die Institution »Ernährungsberatung« nicht, noch nicht mal zum Umdenken wird sie verdonnert! Man gehört schließlich einer Zunft an. Eine Zunft kann sich erlauben, erfolglos zu sein; die Ernährungsberaterzunft kann Ihnen derzeit nicht helfen. Sie ist erfolglos. Und Sie sind dick, aber nicht doof. Sie können dieses Buch lesen, Sie haben einen Schulabschluss geschafft, einen Beruf erlernt, können ihre Miete zahlen und haben viele Erfolge, zum Beispiel den Führerschein, nur mit Ihrem Verstand erreicht.

Wie doof muss jemand sein, der über Jahrzehnte versucht, mit gleichen Methoden bessere Ergebnisse zu erzielen und gleichzeitig von Jahr zu Jahr eine wachsende Zahl dicker Menschen (= Kunden) feststellen muss. Ein vernunftbegabtes Lebewesen überprüft seine Ergebnisse und stellt den Zusammenhang mit seinen Strategien her. Sie machen Fehler, erkennen diese und korrigieren die Fehlerquellen, um bessere Ergebnisse zu erzielen. Dafür haben Sie

Ihren Verstand. Funktioniert prima bei Individuen, bei einzelnen Menschen. Funktioniert nur nicht bei einer Gruppe, einer Organisation, einer Partei, einer Kirche oder der deutschen Gesellschaft für Ernährung. Als Außenstehender fragen Sie sich: Haben die alle keinen Verstand? Sind die doof? Nein, die einzelnen Mitglieder nicht, nur die Gruppe oder die Menschen, die auf die Leitlinien dieser Gruppe eingeschworen sind. Da denkt ja nicht jedes Mitglied gleich. Es gibt auch unterschiedliche Denkströmungen, politische Interessen oder Ziele. Jedes einzelne Mitglied muss seine Ansprüche weit zurückschrauben, denn die Leitlinien, worauf sich die Gruppe einigt, entstammen dem Konsens. Einstein oder Galileo zum Beispiel haben individuell gedacht und waren genial. Aber eine Gruppe kann nicht intelligent denken, geschweige denn handeln. Oder wie erklären Sie sich die unbegreifliche Politik in Berlin oder Brüssel? Das sind Menschen, einst voller Enthusiasmus und Ideen angetreten, die ihren Verstand bewusst der Gruppe unterordnen, abschalten und stumpf die Leitlinien ihrer Zunft übernehmen (müssen). Dafür genießen sie den Schutz ihrer Organisation, wie einer Partei oder der *Deutschen Gesellschaft für Ernährung e. V.* (DGE). Als Ernährungsberater müssen sie Ihren Verstand einschränken und die Leitlinien der DGE befolgen. Die werden als wahr deklariert. Wie ein Axiom in der Mathematik. Sie dürften gar nicht gegen den Strom schwimmen. Bei der Bundeswehr war das auch so. Dort hieß es, du musst deinen Verstand an der Pforte abgeben. Das ist per Definition eine gewählte Daseinsform, die man einfach als »doof« bezeichnen darf. Forschung und Objektivität hin oder her. Die Gremien der DGE entscheiden im Konsens, nicht nach Objektivität, nach Interessen und nicht nach Vernunft.

Der dicke Mensch jedoch soll vernünftig sein.

Trotz der fehlenden Ergebnisse wird immer noch ins gleiche Horn geblasen. Nach dem Motto, die alte Strategie führte nicht zum Erfolg, wiederholen wir sie einfach – die Menschen verstehen die nur nicht richtig. So folgt eine Kampagne nach der anderen. Das geht schon so seit den 70er Jahren. *Trimm Dich fit*, Sie erinnern sich. Und immer wird nur an die Vernunft appelliert.

Die Zunft der Ernährungsberater verhält sich wie jede Zunft seit dem Mittelalter. Sie will ein Monopol aufrechterhalten. Ein Monopol über Wahrheit und Wissen. Denn Wissen ist Macht und zwar für die Strippenzieher hinter den Gremien: die Nahrungsmittelindustrie, die Pharma- und Zuckerindustrie. Früher wurden Konkurrenten einer Zunft als »Bönhasen« lächerlich gemacht. Es wurde abqualifiziert mit den Worten »Pfuscher«, »Störer« oder »Stümper«. Viel schlimmer, es wurde ihnen mit Gewalt »das Handwerk gelegt«. Der Urvater des freien Handels, Adam Smith hatte schon 1776 erkannt, dass eine lange Ausbildung kein Garant für eine überlegene Qualität sein müsse. Die Berufsausbildungen in Zünften (und nichts anderes ist die Ausbildung der Ökotrophologen, die auf DGE-Richtlinien basiert) schütze den Produzenten, nicht den Konsumenten. Eine seit 50 Jahren ergebnislose Berufszunft, wie die Ernährungsberatung unter dem Dachverband der DGE, sichert eingeschränkt weiterhin ihr Monopol über das Dogma der Ernährungswissenschaft. Das ist bemerkenswert, aber nicht verwunderlich; Kirchen und Parteien machen es ja ähnlich.

Erlauben Sie, eines dieser Dogmen, ein schier unverottbares Märchen, an dieser Stelle genauer zu untersuchen: das Phänomen der Energiebilanz. Die Empfehlung der DGE »Isst man weniger Kalorien als man verbraucht, dann nimmt man ab« ist bei genauerer naturwissenschaftlicher Betrachtung widersprüchlich.

Ein Feuer (und nichts anderes ist eine Kalorien-Verbrennung) hängt von vielen Faktoren ab. Hier herrschen die Gesetze der Thermodynamik. Die Sichtweise der Ernährungsberater ist folgende: Essen Sie weniger und Sie nehmen ab. Nein, essen Sie weniger, verbrauchen Sie auch weniger! Wenn Sie weniger Brennmaterial in einen Ofen schieben, wird Ihr Feuer schwächer. Aus dem Feuer wird eine glimmende Glutmasse unvollständig verbrannter Holzstücke. Es bleiben Reste, die nicht verbrennen, sondern unvollständig im Ofen zurückbleiben, wenn Sie ins Bett gehen und das Feuer ausgehen lassen. Warum? Weil die Wärme zurückgeht und damit die Energie fehlt, die verbleibende Holzmenge vollständig zu verbrennen. Wenn Sie einen Kaminofen haben, werden Sie wissen: Leg drei Holzscheite rein, um ein anständiges Feuer anzumachen. Mit zwei oder einem Stück wird kein gescheites Feuer angemacht. Die Holzstücke brennen nicht richtig an, so dass kein effektives Feuer entsteht. Das Holz kann man mit dem Essen vergleichen. Die im Ofen verbleibenden Holz(kohle)stücke sind mit unserem Bauchspeck vergleichbar. Der Körper lagert ihn ein, wenn die Wärme, nämlich Ihr Grundumsatz, zurückgeht. Wenn Sie also sagen, ich lege einfach »weniger Holz« rein, als hinterher »an Holzkohle« übrig bleiben soll, wird das »Feuer« nicht so groß, aber es fehlt auch die nötige Wärme, um die »anderen Stücke« gut zu verbrennen. Sie drosseln die »Holzzufuhr«, und »Wärme und Flamme« werden weniger. Sie haben hinterher nur noch »angekohlte Holzstücke im Kamin«. Und Ihr »Feuer« brennt nicht mehr stark. Ihr Grundumsatz ist zurückgegangen. Das ist die Folge vieler Fastenkuren oder Hungerversuche.

Wie zündet man ein gutes Feuer? Man gewähre Sauerstoff, genügend Holz (drei Stück) und möglichst viel Hitze am Anfang. Erst dann schließen Sie die Ofentür, erst dann hat das Feuer genügend Energie, um das angebotene Holz zu verbrennen. Das Geheimnis liegt also im Entzünden und nicht im »Wenig-Brennstoff-Bieten«.

Auf das Abnehmen übertragen, heißt das: Ausreichend gutes Brennmaterial hineingeben, Sauerstoffzufuhr erhöhen ... durch vermehrtes Atmen, durch vermehrtes Bewegen.

Okay, *ausreichend gutes Brennmaterial* ... Wir essen sowieso täglich. Wieso dann nicht gleich das, woraus der Körper am leichtesten herstellen kann, was wir von ihm erwarten? Für Muskulatur, Knochen, Immunsystem, Hormonsystem, Stoffwechsel (Enzyme) brauchen wir Eiweiß. Darüber hinaus brauchen wir Nährstoffe wie Vitamine, Mineralien usw. Dann noch gesunde Fette. Kohlenhydrate brauchen wir dagegen nicht. Kohlenhydrate sind nicht essenziell.

Wenn es um Diäten geht, rät fast jeder Ernährungsberater, weniger Fett und dafür mehr Kohlenhydrate zu essen. Nehmen wir an, Sie wollen Körperfett abnehmen, dann muss es im Muskel verbrannt werden. Fett verbrennt *nur* im Muskel. Wenn Sie Kohlenhydrate essen, beispielsweise Müsli, dann mästen Sie sich, anstatt Ihren Körper(ofen) auf Fettverbrennung vorzubereiten. Was verbrennen Sie, wenn Sie nach dem Müslifrühstück zum Joggen gehen? Richtig, erst mal verbrennen Sie Ihr Müsli. Genauer gesagt, den Zucker, der nach dieser Mahlzeit im Blut schwimmt. Nicht Ihr Körperfett. Das kommt erst danach. Hoffentlich laufen Sie lange genug ... Ihr Körper hat ausreichend gutes Brennmaterial! Greifen Sie sich mal an den Bauch.

Zielführend wäre demnach nüchtern, das heißt kohlenhydratnüchtern zu laufen. So kann der Köper die eigene Fettmasse verbrennen. Dann ist der Stoffwechsel in Gang. Nach dem Laufen gutes Brennmaterial nachladen – also Gemüse, Eiweiß und gesunde Fette essen. Fertig.

Möglicherweise liest sich das für Sie nicht attraktiv. Könnten Sie das Körpergefühl spüren, was ich durch die oben beschriebene Lebensweise (durch die ich, Ralf, schon 25 kg auf der Strecke lassen konnte), würden Sie es auch wollen und nie wieder hergeben!

Jetzt verstehe ich, warum ich damals nicht abgenommen habe. Dass ich trotz Bewegung nicht ab-, sondern zugenommen habe. Wenn Sie zum Schweinebauern gehen und fragen, wie er seine Tiere mästet, heißt die Antwort: mit Kohlenhydraten. Die Viecher werden damit schnell fett. Kohlenhydrate verhindern die Fettverbrennung, also das Abnehmen. Vergleichen Sie das mal mit den Empfehlungen der Ernährungsberater, die Obst, Müsli, Vollkornbrot, Kartoffeln und Nudeln propagieren. Wer ist jetzt doof, die Bauern oder die Ernährungsberater? Ich hoffe, Ihnen geht ein Licht auf. Die Bauern wissen, dass Tier wie Mensch von Kohlenhydraten dick werden und nicht von Fett!

Bis der Paradigmenwechsel in Deutschland vollzogen ist, nehmen wir uns raus, vom doofen Ernährungsberater zu sprechen.

»Fett macht fett«, ist nur ein nettes Wortspiel und ist so fern der Wahrheit wie Rainer Calmund von Kleidergröße S.

Das Leben ist nicht immer leicht. Aber alles im Leben ist leichter, wenn man in guter körperlicher Form ist. Leben Sie artgerecht? Nehmen Sie Ihr Geburtsrecht wirklich wahr, ein vitaler, glücklicher Mensch bis ins hohe Alter zu sein?

Die Evolution hat uns gelehrt: Wer sich nicht bewegt, stirbt. Aber auch davon *müssen* wir nichts lernen, wenn wir nicht wollen. Wir werden so oder so aussterben ... :)

Es kommt also auf uns an. Auf jeden Einzelnen. Wollen Sie gesund werden – kümmern Sie sich. Wollen Sie schlank sein – überprüfen Sie gut gemeinte Tipps auf Plausibilität, verlassen Sie sich nur auf sich und gehen Sie Ihren Weg.

Sobald Ihre somatische Intelligenz wieder erwacht ist, geht alles wie von selbst – versprochen. Aber dorthin müssen Sie sich selbst bewegen.

1...weil wir denken, es müsse auch ohne Bewegung funktionieren

Anja war nie wirklich dick oder übergewichtig – und sie hatte nie Sport gemacht. Wieso sollte sie heute, 42-jährig, damit beginnen? Abnehmen muss einfach ohne Sport gehen. Sie wog bei einer Körpergröße von 1,65 m 80 kg. Da sie ja früher auch ohne Sport schlank geblieben war, sollte das heute ebenso funktionieren. Wenn sie nur an Sport dachte, wurde sie missmutig. Schulsport war ein lästiges Fach und so oft es ging, hatte Anja Möglichkeiten gefunden, die Stunden mit einer Entschuldigung ihrer Mutter auf der Bank zu verbringen. Mit ihrer Figur war Anja zufrieden. Erst mit ca. 38 Jahren bemerkte sie, dass sie Jahr für Jahr eine Kleidergröße mehr brauchte, wenn sie etwas Neues kaufte. Anja machte Diäten, nahm ab, aber dann auch wieder zu. Sich zusätzlich zu bewegen wollte Anja nicht. Lieber wollte sie den Beweis antreten, dass sie ohne Bewegung (außer sich vom Auto bis zum Bürostuhl zu schleppen) zu ihrem Ausgangsgewicht zurückkehren könne. Warum sollte das nicht gehen? Schließlich ist nicht *jeder*, der keinen Sport macht dick!

Anja ist nicht jeder.

Genetisch korrekt wäre für jeden Menschen: erst Bewegung, dann Essen. Die meisten Menschen leben jedoch genetisch unkorrekt – wie Anja. Wie der Stoffwechsel darauf reagiert, wird von sehr vielen Faktoren beeinflusst. Bei Anja läuft es offensichtlich wie folgt:

Anjas Grundumsatz sank mit steigendem Alter ab. Das bedeutet, dass ihr Stoffwechsel für dieselbe Arbeit weniger Energie verbrauchte als früher. Anja nahm also zu, obwohl sie nicht mehr als früher aß. Wenn Anja nun nicht gegensteuert, sprich etwas in ihrem Ernährungs- oder Bewegungsverhalten verändert, muss ihr Körper schwerer werden. Das ist ein physikalisches Gesetz. Genauso wie sich ihre Muskeln mit steigendem Alter abbauen. Anja kann dem entgegenwirken. Sie ist in der glücklichen Lage, alle körperlichen Voraussetzungen zu haben, um Sport zu treiben. Nur, Anja will keine Veränderung. Lieber jammert sie noch etwas darüber, warum sie nicht hat, was sie will. Auch ohne Sport ist Anja in bester Gesellschaft und wird immer Zustimmung finden von Leuten, die die Erfahrung nicht kennen (oder sich nicht erinnern), wie es ist, den eigenen Körper zu nutzen, anstatt ihn nur zwangsläufig herumzuschleppen.

Denn das Lebensgefühl mit Sport unterscheidet sich grundlegend von dem als Couch-Potato! Und noch nie habe ich jemanden gesprochen, der lieber wieder aufgehört hat, sich täglich zu bewegen, weil er den Schwung, die Energie, die Serotonin-Flut, das gute Körpergefühl nicht aushalten konnte.

So müssen jetzt Anja – und viele mit ihr – an Wunder glauben. Ich nenne das die »Abnehm-Illusion«. Im Mittelalter glaubte der Mensch an den Erlöser, nach dem Mittelalter an die Wissenschaft und heute glauben viele Menschen, Abnehmen ginge ohne Bewegung. Das ist Aberglaube.

2 ...weil wir mit altem Denken neue Ergebnisse wollen

Viele Dicke wählen den bequemen Weg: Essen, statt den eigenen Kummer zu untersuchen, sich mit Essen kurz, aber effektiv vom Alltag distanzieren, zum Kühlschrank zu laufen, statt zu entspannen – draußen ist es sowieso zu trübe für einen Spaziergang.

Das erinnert mich an Bernd. Ein lieber netter Kerl. Offen und humorvoll, aber unendlich stur, wenn es um Änderungen von Gewohnheiten geht. Er widerspricht nicht grundsätzlich, aber für ihn kommt keine andere Option in Frage, als die, die er kennt und die er schon immer gelebt hat. Nach dem Motto: »So bin ich nun mal. Mein Leben funktioniert ja, warum also etwas ändern?« Warum etwas ändern, Bernd? Weil du mit dem Gewicht eventuell nicht mehr lange, sicher jedoch nicht mit derselben Qualität weiterleben wirst.

Blicken wir zurück: Bernd war als Kind recht schlank; er schwamm viel. Selbst bei der Bundeswehr schwamm er seinen Kameraden weg, konnte dafür länger Mittag machen. Mittags ging Bernd gerne ins Mannschaftsheim (wo es Schnitzel mit Pommes gab). Man musste sich dort zwar etwas länger anstellen als in der Kantine, doch gab es für Bernd unbekannte Gerichte wie Paella. Paella hatte er noch nie probiert ...

Heute verzichtet Bernd – mit seinen mittlerweile 98 Kilo bei 1,78 m

Größe – oft auf das Mittagessen und schiebt den ganzen Tag lang Kohldampf. Nicht um abzunehmen, nein, weil er Schnitzel und Pommes liebt. Er spart Kalorien über den Tag, weil er nicht auf seine fettigen Gewohnheiten verzichten will. Er wartet lieber auf die Gelegenheit, wenn eine Pommesbude in der Nähe ist. Dafür versteht er was von Schnitzel und Pommes, er könnte TV-Gourmet werden. Bernd zeigt an dieser Stelle echte Willenskraft. Eisern verfolgt er seine Strategie: schwimmen, hungern, schlemmen. »Mein Leibgericht lass ich mir nicht nehmen!« Er verwendet viel Energie, um sich seine Gewohnheiten weiterhin zu ermöglichen. Schnitzel, Pommes – und die Welt ist für Bernd in Ordnung. Es ist für Bernd ein Ritual. Es gibt ihm Sicherheit. Bernd verzichtet lieber den ganzen Tag auf Essen, um schließlich vor einem Teller mit Schnitzel und Pommes zu sitzen. Obwohl es schier unendliche Möglichkeiten gibt, wählt er das ihm Bekannte. Bernd ist nicht doof. Bernd ist lediglich seinen Strategien treu wie ein Soldat. War er deshalb beim Bund? Die Kantine kann es nicht gewesen sein ... Da folgt er noch heute lieber seinen eigenen Befehlen. Bernd weiß auch, dass es Zeit wird, abzunehmen. Er glaubt aber auch fest daran, dass Schnitzel und Pommes zu essen für ihn so wichtig sei, dass er bereit wäre, dafür jedes Opfer auf sich zu nehmen. Deshalb gab Bernd neulich für sich den Befehl aus: »Schwimmen! Schwimm so wie früher, Fettsack! Denn früher, als du noch geschwommen bist, warst du nicht dick.«

Befehl – Ausführung: Bernd schwimmt jetzt zweimal die Woche, und das nicht zu langsam. Er weiß, für sein schnelles Leibgericht muss er soundso viele Kalorien verbrennen, hat er mir vorgerechnet. Er keucht durch das Schwimmerbecken – recht sportlich anzusehen: Nicht jeder kann so kraulen! Aber nach 40 Minuten hat Bernd einen hochroten Kopf, dass der Bademeister schon fast den Rettungswagen rufen will. Keuchend hievt Bernd sich aus dem Becken. Zack, er hat es allen gezeigt. Zwar kein Mark Spitz, aber seine Essgewohnheiten sind ihm im Wasser nicht anzumerken. Bis er aus dem Becken kommt, mit seinen 98 Kilo bei 1,78 Körpergröße. Bevor er nach dem Föhnen in der Umkleide endlich ins Auto springt, folgt er noch einem weiteren alten Befehl: Da zieht eine unsichtbare Kette an seinem Hals, eine andere heißgeliebte Gewohnheit ruft leise ... und Bernd zieht sich noch schnell was am Hallenautomaten: Weingummi, wie früher nach dem Schulsport. Hat er immer so gemacht. Hat er sich jetzt auch verdient. Schließlich schwamm er heute eine richtig gute Zeit.

Pommes und Schnitzel sind seine einzige Nahrungspräferenz, Anstrengen im Wasser hilft beim Verbrennen und Weingummi gehört nach einem Aufenthalt in der Badeanstalt selbstverständlich immer dazu. Bernd glaubt fest daran, mit der alten Strategie neue Ergebnisse zu erzielen. Schließlich war er früher schlank, obwohl er häufig Schnitzel und Pommes bekam. Bernd glaubt auch, jetzt wieder zweimal die Woche zu schwimmen, mache ihn schlank, denn es habe ihn früher als Kind schlank gehalten und er habe früher auch Weingummi danach essen können, ohne dick zu werden. Bernd glaubt an sein altes Denken und damit an den Erfolg. Bernd ist Sklave und Soldat seiner Gewohnheiten. Ihnen ordnet er alles unter. Er quält sich lieber mit übertrieben schnellem Schwimmen, als an anderer Stelle etwas zu verändern. Freiheit fängt im Kopf an. Bernd ist nicht frei. Er hat sich an sein altes Denken angekettet. Deshalb ist (bleibt) er dick.

Alles beim Alten zu lassen und am Altbewährten festzuhalten, kostet weniger Energie, als eine Veränderung anzugehen. Zuerst müsste Bernd seine alte Meinung hinterfragen.

Bernd steht für viele von uns, die wohl abnehmen, aber nichts an ihren Gewohnheiten ändern wollen. Menschen stellen ihr Verhalten nicht in Frage, solange es geht.

3...weil wir verdrängen

Psychologen halten die Möglichkeit, Tatsachen verdrängen zu

können, für eine lebenswichtige Funktion. Aktuell erlebte Traumata zum Beispiel werden verdrängt, um dann häppchenweise wieder »hochzukommen«. Könnten wir eine körperlich oder psychisch schlimme Erfahrung nicht verdrängen, würden wir nicht mehr in der Lage sein, so zu handeln, dass wir weiterleben könnten. Evtl. wären wir wie gelähmt und würden nicht mehr essen und trinken oder uns sonst wie schaden. Verdrängen ist also für Körper und Geist eine Überlebensstrategie. Was verdrängen wir? Das kann alles sein. Das, was ist. Das, was war. Das, was wir sehen, fühlen, wissen usw. Der Dicke verdrängt, indem er seine Situation nicht realistisch betrachtet. Er weiß irgendwie, dass er zu dick ist. Doch er kann das sofort verdrängen, nachdem er sich im Spiegel oder auf einem Foto gesehen hat, nachdem er die Zahl auf der Waage gelesen hat usw. Er verdrängt die Tatsache, dass er mit einem Fuß auf der Bananenschale und mit dem anderen im Grab steht. Lieber zieht er sich bequeme Jogginghosen an und sieht Sendungen mit noch Dickeren.

Aber vor allem verdrängt der Dicke das Gesetz von Ursache und Wirkung. Er meint, wenn er nur nicht ganz so genau hinsieht, nicht ganz so viel darüber nachdenkt, dann passiert ihm schon nichts. Er wird, nein, er *muss* die Ausnahme sein und trotz seines Handelns gesund bleiben. Sein Handeln wird ohne Konsequenzen bleiben. Das scheint er zu hoffen. Er hofft, dass das Gesetz von Ursache und Wirkung bei ihm außer Kraft ist. Zum Glück sind unsere Körper nicht durchsichtig, so dass wir den Zustand unserer Gefäße, die sich langsam zusetzen, oder die Fettschicht um unsere Organe usw. nicht sehen. Das macht das Verdrängen leichter. Niemand, der leben möchte, würde aus der Giftflasche trinken. Doch wenn Cola draufsteht, glauben wir aus einem bestimmten Grund, es könnte uns nicht schaden. Obwohl wir wissen, dass die tägliche Dosis Cola oder andere Zuckerquellen uns sehr wohl schaden. Und dieser bestimmte Grund ist: Wir wollen um jeden Preis genießen. Wir wollen das haben, schlingen, schmecken, was verfügbar ist. Wir haben das Recht, die Möglichkeit und sterben nicht sofort daran! Morgen ist ja auch noch ein Tag ... zum Verdrängen!

4...weil wir aufschieben

Vor zehn Jahren lernte ich meine Freundin Miriam kennen. Ich war zu der Zeit mitten in einem meiner vielen Versuche, Nichtraucherin zu werden. So kamen wir während einer Fortbildung ins Gespräch. Sie erzählte, sie wäre nun zwei Jahre rauchfrei und jetzt käme das Abnehmen dran. Das war vor zehn Jahren. Ob Miriam abgenommen hat? Ja, ca. 60 kg insgesamt. Ob Miriam auch wieder zugenommen hat? Ja, ca. 60 kg insgesamt. Beschriebe ich, wie sie es gemacht hat, würden Sie sich, liebe Leser, sicher darin wiedererkennen.

Der Punkt ist, Miriam wiegt 40 kg zu viel. Sie hat es bis heute nicht geschafft, normalgewichtig zu sein. Sie ist nun 46 Jahre alt und schiebt das Abnehmen seit zwölf Jahren auf. Es gibt Phasen, da probiert sie etwas aus – und ruckzuck sind 20 kg runter. Dann fühlt sie sich sicher, dass sie weiß, wie Abnehmen geht, und gönnt sich eine Pause auf der alten Spur, die unweigerlich wieder zum alten Zustand führt.

Miriam denkt jeden Tag, dass sie tatsächlich eines Tages schlank sein und ihren Körper vom gefährlichen Bauchfett befreit haben wird. Doch in dem Moment, in dem sie das denkt, ist ihr etwas anderes wichtiger, nämlich der kurzfristige Genuss von Eis, Schokolade, Keksen und Weingummi. Die Annahme dahinter ist, dass wir Menschen ewig Zeit haben für das, was wir noch tun wollen. Dass es immer noch ein Morgen gibt, und noch eins und noch eins ... Keiner weiß, wann er stirbt. Um uns wohl und sicher zu fühlen, gehen wir davon aus, es sei immer noch genug Zeit für das, was uns grundsätzlich wichtig ist, für das wir aber nicht so sehr brennen, dass wir es sofort anpackten.

Und wenn Miriam in einer geselligen Runde davon erzählt, dass sie das Abnehmen auf »nach dem Urlaub« verschieben will, bekommt sie Verständnis. Mitgefühl und Verständnis von den vielen Aufschiebern am Tisch, die froh sind, damit nicht allein zu sein.

Wir schieben Dinge auf, weil wir der Meinung sind, wir hätten ewig Zeit, wir müssten nicht sofort handeln. Wir beruhigen uns (und alle anderen), indem wir das »Abnehmprojekt« ja schon mal auf die To-do-Liste gesetzt haben. Wir halten andere Dinge schlicht für wichtiger.

Reinhard zum Beispiel. Reinhard ist stark übergewichtig, raucht jeden Tag ca. 25 Zigaretten, bewegt sich nicht nennenswert. Er schlurft täglich vom Sessel zum Auto, zum Bürostuhl, ein paar Mal durch die Firma. Er liebt Süßes, kennt Diäten, isst alles, was seine Frau ihm kocht. Natürlich fühlt er sich angesprochen, sobald das Gesprächsthema in seiner Gegenwart Gesundheit ist. Fakt ist: Reinhard schiebt das Abnehmen auf. Dazu muss er denken, sein Leben sei nicht gefährdet. Denn würde er denken, er sei in Lebensgefahr – etwa wie nach einem Schlangenbiss im australischen Outback – würde Reinhard sofort handeln und das Nötigste tun, um das Schlangengift aus dem Körper zu bekommen.

Doch die Folgen seiner täglichen Überdosis Zucker, Nikotin, Alkohol etc. sind für den Körper von Reinhard nicht unmittelbar spürbar. Das hilft ihm beim Aufschieben.

Spricht man Reinhard auf sein Übergewicht an, fragt ihn, ob er weiß, wie gefährlich es ist, einen Bauchumfang von 130 cm zu haben und wie er gedenke, sich weiterhin zu verhalten, dann wird er uns versichern, er habe das Abnehmen schon auf seine To-do-Liste gesetzt und nach dem Urlaub (der Party, dem stressigen Jahresabschluss – ähm, dem Herzinfarkt!) seine Ernährung auf jeden Fall umstellen will.

Dass Reinhard es *will*, ist wirklich so. Miriam wie auch Reinhard wollen wirklich schlank und gesund sein. Gestern wollten sie das, heute wollen sie das und morgen wollen sie das auch wieder. Bis beide es auch in Taten umsetzen, wollen sie jedoch eines noch ein bisschen mehr: es aufschieben.

Dass Sie auch Aufschieber sind, merken Sie daran, dass Ihnen ständig andere Dinge wichtiger sind als Gesundheit und dass Sie meinen, *es* hätte noch Zeit.

5...weil wir uns verwirren lassen

Tobias ist mächtig stolz auf sich, denn er hat sich intensiv über gesunde Ernährung informiert und weiß nun richtig Bescheid. Das war ein gutes Stück Arbeit für ihn, denn die Informationsflut im Internet, in Büchergeschäften, in Zeitschriften und im Fernsehen ist unüberschaubar groß. Doch Tobias hat sich an sichere Quellen gehalten. An die neuesten Erkenntnisse aus Wissenschaft und Forschung, an viel versprechende Diätbuchautoren, Berichte von studierten Ernährungswissenschaftlern und sogar von der *Deutschen Gesellschaft für Ernährung* (DGE). Natürlich glaubt er, was er dort gelesen hat. Wieso sollten seine »Informanten« ein Interesse daran haben, ihm falsche Informationen zu geben?!

Nein, das vielleicht nicht. Jedoch kann es sein, dass seine Informanten auch nur abgeschrieben haben, ohne den Inhalt zu überprüfen. Es kann sein, dass auch Autoren mit echten Doktortiteln nie nachgerechnet haben, ob ihre Empfehlungen die Menschen tatsächlich gut versorgen und schlanker machen können. Und es ist so, dass Artikel in Zeitschriften in erster Linie unterhalten und für hohe Absatzzahlen sorgen sollen und nicht mit der Absicht abgedruckt werden, uns gesünder zu machen. Wer heute »gut informiert« sein will, der haut sich jeden Inhalt zum Thema rein – alle Medien grast er wacker ab und ist dann »echt im Bilde« – oder »... im Nebel«. Denn er hat die Informationsfülle noch nicht verdaut bzw. noch nicht nachgedacht über das, was er gelesen hat. Er hat sie nicht wirklich nach allen Regeln der Vernunft und Mathematik überprüft, sondern geglaubt und übernommen.

Es gilt heute wohl als intellektuell, gut informiert zu sein. Informationen auf Plausibilität zu überprüfen hingegen ist keine populäre Übung. Ist die Aufklärung zu lange her – wird das Denken heute auch outgesourct?

Tobias ist mit Recht verwirrt, wenn er immer geglaubt hat, er müsse auf Fett achten, um nicht zu zunehmen, und plötzlich liest, er solle einfach die Kohlenhydrate weglassen, um abzunehmen. Einerseits findet er eine Pyramide, die Kohlenhydrate zur Basis hat, und gleichzeitig wird erklärt, dass Kohlenhydrate nicht essenziell seien! Ja, wie denn das! Alles Neue, was er zu lesen oder zu hören bekommt, glaubt er. Doch er ist jedes Mal mehr verwirrt und kommt dennoch nicht auf die Idee, mal ganz nüchtern und eigenständig nachzudenken, mal nachzurechnen und die Prämissen der Fachleute zu überprüfen.

Zum Beispiel fragt er sich: »Wenn man von Fett zunimmt, wieso sind dann Eskimos nicht tendenziell übergewichtig? Das gesündeste Volk der Welt ernährt sich hauptsächlich von rohem, fettigem Robbenfleisch.«

Oder die Empfehlung der DGE, dass man 50 % der Nahrung am Tag durch Kohlenhydrate abdecken soll. Woher weiß Tobias, was seine 100 % sind? Und außerdem studiert er und sitzt fast den ganzen Tag über den Büchern. Er zweifelt daran, den Zucker von sechs Scheiben Brot und 250 g Kartoffeln – diese Menge wird in der gleichen Quelle empfohlen – auch verbrennen zu können! Denn was er noch gelernt hat ist, dass Zucker, der nicht verbrannt wird, als Fett im Körper gespeichert wird. Wurde die Empfehlung für Bau- oder Feldarbeiter verfasst und nie spezifiziert? Fragen über Fragen.

Tobias, ich an deiner Stelle würde mich bei Leuten erkundigen, die erfolgreich praktische Erfahrungen gesammelt haben. Leute, die tatsächlich gesund und schlank sind.

6...weil wir nicht am Steuer sitzen

Was hat jetzt Abnehmen mit Autofahren zu tun? Da sitz ich doch nur! Genau, hinterm Steuer.

Wenn Sie zum Beispiel von Nürnberg nach Hamburg fahren möchten, dann setzen Sie sich in Ihr Auto und fahren dorthin. Oder Sie kaufen sich eine Bahnfahrkarte für die Strecke Nürnberg–Hamburg. Sie würden nie auf die Idee kommen, nicht in der Lage zu sein, selbstständig dorthin zu kommen. In Hamburg angekommen, würde Ihnen nie der Gedanke kommen, das wäre Ihnen »irgendwie passiert« oder Sie wüssten nicht, wie Sie dorthin gekommen seien, oder das wäre nicht Ihre Schuld.

Oder, säßen Sie noch in Nürnberg, läge Ihnen sicher nichts ferner, als zu denken: »Ich kann machen, was ich will, ich komme einfach nicht nach Hamburg!«

Wieso aber verhalten Sie sich so in Bezug auf Ihr Körpergewicht? Wieso sitzen Sie diesbezüglich noch in Nürnberg? Sie sitzen im schönen Fränkischen und fühlen sich nicht dafür verantwortlich. Etwas hält Sie davon ab, den klaren Grund dafür zu sehen, dass Sie noch dick sind. Sie sind noch nicht ins Auto gestiegen und sind nicht nach Hamburg gefahren. Punkt. Sie sind so sehr mit was weiß ich beschäftigt, dass Sie nicht sehen, dass Sie sich selbst nach Nürnberg gesteuert haben. Irgendwann in der Vergangenheit. Daran ist nichts mehr zu ändern, so ist das Wesen der Vergangenheit. Ein immenser Vorteil der Vergangenheit ist, dass wir aus ihr lernen können. Ihr vergangenes Denken, Fühlen und Handeln hat Sie dahin gebracht, wo Sie heute sind – hat Sie sozusagen nach Nürnberg gebracht. Analyse: Dort sitzen Sie nun, dick und rund – und unzufrieden. Wer, denken Sie, war damals am Steuer? Genau Sie! Sich selbst haben Sie diesen Zustand zu verdanken. Okay, abhaken, ist vergangen, ist nicht mehr zu ändern.

Aber, wenn *Sie* das geschafft haben, diesen Weg bewältigt haben von X nach Nürnberg, dann liegt es auch in Ihrer Macht, von dort auch wieder wegzukommen. Dafür müssten Sie sich jetzt ans Steuer begeben, es fest in die Hand nehmen, eine klare Richtung wählen und das Ziel anvisieren. Bei Abweichungen, Staus, Umleitungen und Umwegen müssten Sie Ihre Richtung immer wieder aufnehmen, den eigenen Kurs korrigieren usw. – bis Sie am Ziel angekommen sind. Das können nur Sie! Das ist doch toll! Oder wäre Ihnen lieber, ein anderer hätte das Steuer in der Hand, Sie säßen auf der Rückbank und der Steuermann nähme direkten Kurs ins Immerfettland! Puh! Zum Glück ist es nicht so.

7...weil wir Angst haben, dünn zu sein

Ich gebe zu, das hört sich unerhört an. Doch es gibt Menschen, die das erfahren mussten, wie z. B. Petra.

Petra hatte ihr Ziel erreicht, sie hatte 5 kg abgenommen. Sie war nicht wirklich dick gewesen. Nur ein überflüssiger Speckring am Bauch hatte sie daran gehindert, sich hundertprozentig sexy zu fühlen. In engen Oberteilen fand sie sich nicht hübsch genug und wählte daher lieber weite Kleidung. Seit sie denken konnte, war das schon so gewesen. Petra war nie zufrieden mit ihrem Bauch. Nun war er weg. Also tatsächlich flach, wow! Kein »Rettungsring«, stattdessen eine wunderschöne Taille. Glücklich betrachtete sie sich in ihrem großen Schlafzimmerspiegel – ohne eingezogenen Bauch! »Unglaublich«, dachte sie fasziniert, »ich habe es tatsächlich gewuppt. Ich bin mit meinem Bauch zufrieden, echt toll. Toll, das geschafft zu haben, und toll, wie es aussieht. So wollte ich insgeheim schon immer wirken.«

Nach ein paar Tagen bemerkt Petra eine Unruhe. Sie ist irritiert. Eine diffuse Angst beschleicht sie, das Gefühl, den schlanken Zustand nicht halten zu können. Völlig irrational und unbewusst verwässert die Angst vor dem Neuen, dem Unbekannten, ihre reine Siegesfreude. Auch wenn das Unbekannte genau das war, was sie angestrebt hatte.

Es fühlte sich an, als habe sie es nicht verdient und als könne es ihr deshalb einfach wieder verloren gehen. Als habe sie es nicht selbst erreicht und erschaffen, fühlte sie sich plötzlich unsicher und ängstlich angesichts der Geister, die sie gerufen hatte.

Was war da passiert? Was genau wirkt hier?

Man sagt, dass sich unsere Psyche am wohlsten fühlt, wenn alles bleibt, wie es ist. Und dass sie uns unbewusst immer wieder zum alten, gewohnten Zustand drängt. Überleben ist das erste Ziel der Psyche. Petras Psyche hatte Beweise dafür, dass sie mit 5 kg mehr überlebt, und speicherte diesen Zustand also als sicher ab. Im Gegensatz dazu hatte Petras Psyche noch keine Erfahrung damit, wie sicher das Leben mit der neuen Figur ist. Die Angst, dass es nicht sicher sein könnte, ist weder vernünftig noch bewusst. Unbewusst bewerten wir einen Zustand nur deshalb, weil wir ihn gewohnt sind, oft als besser als irgendeinen neuen Zustand. Etwas nicht zu kennen, löst in uns Angst aus. In der Evolution hat dies wahrscheinlich dem Zweck gedient, sich neuen Dingen mit genügend Vorsicht zu nähern, unser Leben war eben ständig bedroht.

Petra spürt lediglich dieses unbekannte, mulmige Gefühl. In den folgenden Tagen bemerkt sie, wie sie wieder mehr isst. Sie muss sich regelrecht anstrengen, um ihre Lebensweise beizubehalten, die ihr die sexy Taille eingebracht hat. Petra bemerkt, wie sie ständig dem Drang, sich alles wieder draufzufressen gegensteuern muss. »Das ist ja verrückt«, denkt sie sich, »nun habe ich, wovon ich immer geträumt habe, und jetzt tue ich alles, um es wieder loszuwerden?«

Petras Möglichkeit, schlank zu bleiben, ist deshalb, ganz bewusst ihrer Linie treu zu bleiben und nicht auf ihre Gefühle zu hören. Sich nicht von ihrer Angst leiten zu lassen. Es ist nur eine Frage der Zeit, wann der flache Bauch und die schöne Taille zur festen Gewohnheit werden. Dann werden diffuse Ängste einem Gefühl von Sicherheit weichen.

Auch mal etwas *mit* Angst zu tun, ist eine wunderbare Möglichkeit für persönliche Weiterentwicklung. Eigene Gefühle immer als zuverlässigen Hinweis zu nehmen, ist wie, sich auf das irische Wetter zu verlassen.

8...weil Abnehmen nebenher und einfach so funktionieren soll

»A bnehmen ist doch eigentlich ganz einfach«, dachte Theo an dem Tag, als er beschloss, 20 kg abzunehmen. »Wenn ich nur das Richtige in den richtigen Mengen zur richtigen Zeit esse, nehme ich automatisch ab. Ich bin ja schließlich auch nur durch zu viel und falsches Essen dick geworden!«

Bald erfuhr Theo, dass diese Logik ein Trugschluss ist, nämlich als er begann, sich mit dem »Richtigen« genauer zu beschäftigen. Wer konnte denn ahnen, dass es einerseits so komplex ist, eine Lebens- und Ernährungsweise für sich zu finden, die er tatsächlich in seinen Alltag integrieren kann. Und dass es andererseits nicht mit einer sechswöchigen Diät getan ist, wenn er seinen draufgefressenen Speck ein für alle Mal loswerden will. Theo ist bitter enttäuscht, als ihm das klar wird. Er will einfach nicht wahrhaben, dass er bei dem Verzicht, den seine Diät mit sich bringt, auch noch ausgesprochen lange leiden soll. Verzichten und vernünftig sein, okay, damit hatte er schon gerechnet. Dann soll es aber wenigstens schnell und leicht und effektiv sein!

Theos Enttäuschung ist das Ende einer Täuschung. Sein Anspruch war es, der ihn täuschte und ihm nun im Weg steht. Sein Anspruch, dass es verdammt noch mal leicht sein soll. So wie alles, was heute gut ist, auf irgendeine Weise das Leben erleichtern soll: Reis im Kochbeutel, Spülmittel, Klarspüler und Salz in einem Tab, Kaffee zum Mitnehmen, 5-Minuten-Terrine, Blabla to go usw.

Gut soweit. Spulen wir Theos Lebensfilm zurück auf schlank. Dann sehen wir, dass Theo nicht eines schönen Tages mit 20 kg Übergewicht aufgewacht ist, sondern dass er sich diese 20 kg in einer gewissen Zeit angefuttert hat. Genauer gesagt: in den letzten vier Jahren. Davor war er ein richtig sportlicher Kerl. Hier in Kürze, was dann passierte: Theo musste berufsbedingt umziehen, trennte sich gleichzeitig von seiner Partnerin und trat aus seinem Sportverein aus, selbstverständlich mit der Idee im Hinterkopf, in der neuen Stadt wieder irgendwo einzusteigen. Sein Alltag änderte sich dadurch komplett. Er arbeitete mehr, bewegte sich weniger, hatte bedeutend mehr Stress, kochte kaum für sich, sondern ernährte sich hauptsächlich von Fast Food. Oft ertränkte er seinen Frust obendrein mit Bier.

Theos Bauch wuchs einfach so, nebenher und fast unbemerkt. Dann zog nebenan eine sehr attraktive, nette Nachbarin ein. Theo wollte ihr imponieren. Als erste Tat sollte der dicke Bauch wieder verschwinden. Guter Plan, aber unpassender Anspruch, denn Theo möchte dem Abnehmen möglichst wenig Aufmerksamkeit schenken. Einfach so und nebenher verschwinden soll sein Bauch – auf dem Weg, auf dem er gekommen ist. Warum? Weil er Abnehmen mit Verzicht assoziiert. Er denkt an Mangel, wenn er sich den Weg ausmalt, der vor ihm liegt, bis er die 20 kg wieder los ist. Und Mangel wird er nicht ignorieren können, Mangel hat nichts von »einfach so«.

Erlauben Sie mir einen Exkurs in den Algorithmus unserer Psyche: Unsere Psyche will vor allem selbstbestimmt sein. Das heißt, wir wollen uns »ausbreiten« können, entwickeln deshalb schnell inneren Widerstand gegen alles, was wir als Einschränkung ansehen. Und wir wollen uns nichts vorschreiben lassen. Diäten sind Vorschriften! Unsere Psyche ist außerdem immer bestrebt, dass wir uns wohl fühlen – und zwar sofort. Langfristige Planungen, zum Beispiel 20 kg abzunehmen, verschaffen uns nicht die guten Gefühle, die kurzfristige Vergnügen bieten können. Menschen sind deshalb geneigt, Dinge vorzuziehen und Dinge zu tun, die gute Gefühle zeitnah in Aussicht stellen.

Wir haben Appetit, dort liegt unser Lieblingssnack, also her damit, jetzt! Denn jetzt will ich mich gut fühlen. Auch wenn mein Plan lautet, in einigen Wochen eine gute Figur am Strand zu machen. Von dem schönen Plan für Juni habe ich jetzt, mitten im Winter, nichts. In Theos Fall: Gemütlich einen Wein mit der Nachbarin trinken? Ja, aber natürlich! Dass sein Abnehmprojekt damit sabotiert wird, ist im Moment nicht so wichtig. Und an den darauf folgenden Abenden und Wochenenden übrigens auch nicht.

Dinge, die mit weniger guten oder sogar schlechten Gefühlen einhergehen – etwa Arbeit, Verpflichtungen, Disziplin – sollen möglichst schnell vorüber sein und, wenn irgend möglich, von uns beiläufig erledigt werden können.

Beiläufig ist hier das Stichwort. So soll Abnehmen funktionieren! Natürlich ist das eine unreife Erwartung. Jedoch wird sie von unserer psychischen Instanz unterstützt und gewünscht. So ganz nebenher, so wie es auch mit dem Zunehmen ging! Denn eigentlich wollen wir nichts verändern. Gut, wir wollen 20 kg leichter sein, aber etwas in unserem Leben verändern und das idealerweise für immer? Nein, das ist nicht das, was wir wollen. Wir sind uns dessen wohl bewusst (Verstand), dass es gut für uns ist, jedoch sind wir uns rein gefühlsmäßig nicht sicher, ob das wirklich gut für uns ist, nicht im Sinne von »Das fühlt sich gut an«. Denn es ist uns unmöglich, *jetzt* das Gefühl von 20 kg weniger Gewicht zu fühlen.

Wer seine unreifen Erwartungen pflegt, statt sie zu erkennen, ist potenzieller Kunde für Kohlsuppendiät & ähnlichen Schmarrn. Für abstruse Versprechen, die den Kunden schnelle, leichte und schmerzfreie Lösungen vorgaukeln. Mit unreifen Erwartungen werden Millionenumsätze gemacht.

9...weil wir nicht an unseren Erfolg glauben

Tina will wieder einmal abnehmen. Ob es das letzte Mal sein wird? Diese Frage schiebt sie weit weg, ohne sie zu beantworten. Stattdessen trifft Tina Vorbereitungen und beginnt mit der Diät, die ihr am geeignetsten scheint. Voll motiviert ändert Tina ihren Speiseplan, ihr Einkaufsverhalten, ihr Essverhalten, die Mengen, die Zeitpunkte usw. Darüber hinaus bewegt sie sich mehr und sorgt für ausreichend Entspannung. Sie nimmt ab. Und wieder zu. Genau das kennt sie und hat sie auch diesmal insgeheim befürchtet. Damit ist Tina nicht allein. Sie hat es von anderen auch schon gehört: Selbst wenn man erfolgreich abgenommen hat, wird man doch kein schlanker Mensch, der es schafft, auch schlank zu bleiben.

Wenn Tina sich wirklich ganz ehrlich fragen würde, ob sie daran glaubt, eines Tages schlank zu sein und zu bleiben, dann müsste sie zugeben, dass sie es nicht glaubt. Sie glaubt nicht an sich und nicht an den Erfolg ihrer Bemühungen. Dünn zu sein, kommt ihr vor wie ein Lottogewinn. Um dünn zu sein, braucht man Glück; man hat es nicht wirklich selbst in der Hand. Nicht jeder kann es schaffen. Tina träumt trotzdem weiter davon, schlank zu sein. Sie redet auch davon, stellt sich vor, wie sie in den Kleidern aussehen würde, die sie im Katalog sieht, aber nicht bestellen kann, weil es hier nur bis Kleidergröße 46 geht. Tina mag ihre Träume. Sie sind wie schöne Filme, von denen sie sich wohlig einhüllen lässt.

Von etwas zu träumen, ist angenehm und wunderbar entspannend. Geradezu heilsam kann es sein, sich in Traumwelten zu begeben. Träumen hat einen entscheidenden Vorteil: Die Dinge dort sind nicht existent bzw. existieren in unserer Fantasie, wo alles möglich ist und leicht. Der Träumende ist nicht dafür verantwortlich, muss sich nicht darum bemühen, abplagen, Energie reinstecken. Er kann nicht versagen. Alles ist, wie es ihm gefällt – sonst wird der Traum eben abgeändert oder ausgeknipst.

Träume werden häufig mit Visionen verwechselt. Eine klare Vision kann hingegen wirklich zielführend wirken.

Von etwas eine Vision zu haben, sich etwas ganz aktiv vorzustellen, kann überaus hilfreich sein, wenn nicht gar unerlässlich für wichtige Veränderungen im Leben. So heißt es doch auch: »Man kann nur erreichen, was man sich auch vorstellen kann.« Vorstellen meint hier anvisieren, eine klare Vision haben. Die darf groß sein. Ich denke, sobald die Vision inspirierend ist, ist sie wesentlich leichter umsetzbar. Dann kehren wir nicht direkt vor dem ersten Hindernis wieder um.

Tina träumt noch – träumt und hat ein wohliges Gefühl dabei. Schön, Tina, dann wirst du wieder die gleichen Erfahrungen beim Abnehmen machen. Du hast zwar deinen Traum, aber du hast noch keine klare Vision von dir als schlanke Frau.

Was Tina braucht, ist ein Traum, der zu ihrer Vision wird, der sie hochfahren lässt wie elektrisiert, der sie inspiriert, ihr klar macht: »Diesen Traum erfülle ich mir. Genau das erschaffe ich mir. Da beiße ich mich durch. Ich, ganz autonom, mit meiner Kraft. Nichts hält mich auf, ich komme!«

Wie war das für Sie, liebe Leser? Ihre Erfolge waren mit Aufwand verbunden, oder? Haben Sie bei den wirklich bedeutenden Vorhaben Ihres Lebens am Erfolg gezweifelt? Die Ziele, die Sie Energie, Blut, Schweiß, Tränen gekostet haben: Haben Sie vorher daran gezweifelt und dann alles gegeben, um zu erreichen, wovon Sie träumten? Oder haben Sie an Ihren Erfolg geglaubt und sind losgegangen?

10...weil wir Angst haben, wieder zuzunehmen

Tina gibt sich schweißgebadet geschlagen, sie hat es mal wieder verpatzt. Die neue Hose geht nicht mehr zu. »Mist, was sollen die anderen von mir denken?«, ist ihr erster Gedanke, als der oberste Knopf ihrer Lieblings-Jeans sich ums Verrecken nicht zumachen lässt. Tinas verlorene Kilos sind also wieder zurück auf den Hüften, die sie in letzter Zeit so mutig gezeigt hatte. Dabei hatte sie es so sehr genossen, figurbetonte T-Shirts zu tragen, statt der langen Schlabberpullis, die sie schon in die hinterste Schrankecke verbannt hatte. Muss Tina sie nun wieder vorholen? Natürlich bemerken Familie, Freunde und Kollegen, dass sie zugenommen hat. Viel schlimmer, sie kommentieren es auch noch. Diese Art Aufmerksamkeit ist Tina extrem unangenehm. Sie weiß, dass Sie zugenommen hat und will nicht noch darauf hingewiesen werden. Das schlimme am Misserfolg ist, was die anderen darüber denken. Vor allem, was die anderen über Tinas Charakter denken. Sie will einen starken Eindruck machen und befürchtet nun, dass die anderen etwas ganz anderes in ihr sehen. Niemand soll denken, sie halte nicht durch, sie sei maßlos, schwach, verfressen oder Schlimmeres. Sie hat keinen Einfluss auf die Gedanken ihrer Mitmenschen, das weiß Tina. Ihr ist sogar bewusst, dass sie es nie schaffen kann, dass alle sie mögen und richtig finden. Trotzdem würde sie diese »Schande« so gerne vermeiden. »Ich mach nie wieder Diät, dann nehme ich auch nicht wieder zu!«, so Tinas trotzige Schlussfolgerung. Schluss mit Fehlversuchen und Scham-Attacken!

Aus Angst, wieder zuzunehmen, würde sie einfach nicht weiter versuchen, abzunehmen. Bloß keine negative Aufmerksamkeit, dann lieber gar keine.

Für ihren persönlichen Glaubenssatz »Ich kann nichts durchhalten«

hat Tina einmal mehr Beweise gesammelt. Nun glaubt sie, dass sie ein Mensch ist, der nichts durchhält. »Da kann man nichts machen«, denkt Tina und hofft, sich eines Tages mit ihren Rundungen zu arrangieren.

Diese Selbstabwertungsstrategie verfolgen viele. Dabei lassen wir völlig außer Acht, dass wir maßlos übertreiben. Psychologen nennen das: Katastrophisieren. Schulabschlüsse, Kindererziehung, Ausbildung, Ehen, Partnerschaften, Hausbauten, sportliche oder künstlerische Karrieren usw. wischen wir weg mit einem Satz! Sollen plötzlich selbstverständlich und unwichtig sein. »Ich halte nichts durch.« Maßlose Übertreibung! Und was wir schon alles durchgehalten und ins Ziel gebracht haben! Natürlich hat auch Tina schon mal etwas erfolgreich bis zum Ende durchgehalten. Wie sonst sollte sie zum Beispiel an ihren Studienabschluss gekommen sein oder den Job beim Versicherungsmakler, wo sie gerade die zweite Gehaltserhöhung bekommen hat?

Das Ziel, Schmach zu vermeiden, ist für Tina wichtiger, als schlank und vital zu sein.

Dass das Wieder-Zunehmen ein Risiko für ihr Leben darstellt, ist – näher betrachtet – ein Witz. Denn das eigentliche Risiko ist ihr Übergewicht.

11...weil wir nicht wissen, wozu wir dick sind

Dirk ist in einer tollen Clique. Die acht jungen Männer haben ordentlich Spaß. Im Sommer organisieren sie Grillfeste, im Herbst Kegelpartys, im Winter Doppelkopfabende usw. Auf den Festen wird viel gegessen und getrunken. Dirk sorgt gern für gute Stimmung. Er ist schlagfertig, witzig und weiß die ganze Runde zu unterhalten. So hat es auch Gerald drauf, Dirks Lieblingsonkel. Dirk wiegt auch genauso viel wie sein Onkel, nämlich auffällig viel. Machen wir einen Abstecher in Dirks Unterbewusstsein. Dort gibt es eine Verknüpfung zwischen beliebt und lustig *und dick* sein.

Natürlich wäre abnehmen das Vernünftigste für Dirks Zukunft und Gesundheit, keine Frage. Für sein Unterbewusstsein käme es jedoch einer Amputation gleich, weil dort wunderbare Schätze mit dem Übergewicht verknüpft sind.

Unser Unterbewusstsein arbeitet nicht logisch. Dafür ist unser Bewusstsein (= Verstand) zuständig. Beide, Unterbewusstsein sowie Bewusstsein, steuern uns. Zurück zum Unterbewusstsein: Hier werden alle Erfahrungen in Form von Gefühlen abgespeichert. So entstehen Verknüpfungen. Taucht ein Aspekt einer Erfahrung an anderer Stelle zu irgendeinem Zeitpunkt wieder auf, dann wird in Bruchteilen einer Sekunde das dazugehörige Gefühl generiert. Zum Beispiel das Gänsehautgefühl beim Hören des Songs, den Sie mit Ihrer ersten großen Liebe rauf- und runtergedudelt haben. Oder Sie fühlen sich geborgen und voll warmer Freude, wenn es nach Zimtsternen duftet. Das Unterbewusstsein teilt Umstände und Erfahrungen nur ein in *fühlt sich gut an = ist gut für mich, will ich haben und bewahren* und in *fühlt sich schlecht an = ist nicht gut für mich, vermeide ich besser.*

Zurück zu Dirks Unterbewusstsein: Er fühlt sich rundum akzeptiert und gebraucht mit seiner heutigen Körperfülle. Jetzt fühlt es sich gut an, jetzt funktioniert sein Leben. Das von Onkel Gerald übrigens auch. Bei der Vorstellung, schlank zu sein, erscheint sofort das Bild seiner Tante Ingrid. Die ist sehr schlank, biestig und unzufrieden. Eher Spaßbremse als Stimmungskanone. Wie kann Dirk jetzt sicher sein, dass mit dem Verlust von Körpergewicht nicht auch ein Verlust der Fähigkeit, witzig zu unterhalten und ein beliebter Freund zu sein, einhergeht?

Selbstverständlich hat sein Verstand längst verstanden, dass es sicherer und gesünder wäre, schlanker zu werden. Doch allein die Vorstellung macht schlechte Gefühle.

Aller Vernunft zum Trotz würde Dirks Unterbewusstsein jede Diät sabotieren. Es würde auf subtile Art rebellieren und Dirks Pläne, schlank zu sein, vereiteln, indem er z. B. Heißhunger bekommt. In seinem Selbstbild, das hauptsächlich im Unterbewussten wirkt, ist dick zu sein mit lustig sein verknüpft. Somit hat er (unbewusst) einen guten Grund, dick zu bleiben. Denn Dirk will seine angenehme Rolle in der Clique behalten. Man kennt ihn ja nur so. Und man mag ihn so. Wie kann Dirk sicher sein, dass er genauso gemocht wird, wenn er schlank ist? Er ist dann vielleicht auch nicht mehr so lustig! Dick zu sein erfüllt für ihn einen wichtigen Zweck. Ohne diesen klar zu erkennen, wird Dirk beim Versuch abzunehmen immer wieder scheitern.

Wie sehr wir unser Selbstbild lieben und verteidigen, zeigt auch das Beispiel von Otto.

Otto ist ein dicker Bauer. Otto ist dick, seit er denken kann. Nun ist er 49 Jahre alt, hat den Hof seiner Eltern übernommen und lebt und arbeitet dort mit seiner Frau, den drei Kindern und seinen Eltern im Mehrgenerationenhaushalt. Otto ist ein toller, beliebter Kerl. Er kann keine Bitte ausschlagen, hilft, wo es brennt – nicht nur bei der freiwilligen Feuerwehr, auch in der Nachbarschaft, in der Verwandtschaft und im Freundeskreis. Als Freund hat Otto immer ein offenes Ohr und man kann mit allem immer zu ihm kommen.

Niemand weiß, dass Otto selbst ein Problem hat. Er hat es nie erzählt, weil es so schwer greifbar ist. Otto schafft es nicht, abzunehmen. Er tut auch nicht kund, dass er es versucht. Irgendetwas fühlt sich nicht richtig an, sobald Otto sich vorstellt, schlank zu sein. Er ist verwirrt. Es heißt doch, dass man sich dann fit, vital und wohl fühlt. Seine Vorstellung davon, ein schlanker, sportlicher Mann zu sein, hat einen faden Nachgeschmack.

In einer Hypnosesitzung kommt er der Ursache hierfür auf die Spur: Dick sein gehört zu Ottos Selbstbild! Er sieht sich als Fels in der

Brandung für seine Liebsten. Abnehmen sieht er als Bedrohung für diese Beschützerfähigkeit. »Das geht auf keinen Fall!« – meint Ottos Unterbewusstsein. Dann lieber dick sein. Es fühlt sich an, als müsse er Zuneigung und Hilfsbereitschaft kürzen. Also nee, der Preis ist ihm viel zu hoch.

So wie Otto haben wir alle (die meiste Zeit unbewusst) ein bestimmtes Bild von uns. Das wollen wir beschützen. So wollen wir gesehen werden. Und wir verteidigen dieses Bild vehement. Manchmal sind Dinge mit diesem Selbstbild verbunden, die keinen Sinn machen oder uns sogar schaden. Wie die Körperfülle bei Otto. Oft sind es Verknüpfungen, die irgendwann entstanden sind, als ein bestimmtes Verhalten Sinn für uns gemacht hat. Als Otto erkannt hat, dass er auch als schlanker Mann seine Familie beschützen und unterstützen kann und der hilfsbereite Otto sein kann, begann für ihn ein neuer Lebensabschnitt. In der Hypnose schuf Otto ein neues Bild von sich: Wie einen Herkules stellte er sich vor, der Fels in der Brandung zu sein. Ein Herkules, muskulös, wendig, stark und schlank ... mit großem Herzen.

Wenn der Speck einen Zweck erfüllt, etwa von schweren körperlichen Aufgaben verschont zu bleiben, Liebe auszudrücken (aus Liebe den Teller leeren, um den Koch bzw. die Mutti nicht abzulehnen) oder auch die Rolle als lustiger Kumpel den Freunden zuliebe aufrecht zu erhalten, dann kann es ein durchbrechender Erfolg sein, den persönlichen Speck-Zweck zu erkennen: eine Wirkung wie ein Befreiungsschlag. So haben Kunden das schon oft empfunden als sie entdeckten, wozu sie das Übergewicht mit sich herumschleppen und inwieweit dick sein zu ihrem Selbstbild gehört.

12...weil wir nicht wissen, wozu wir schlank sein wollen

Menschliche Anpassungsfähigkeit ist ein Naturwunder. Menschen leben in der Wüste, in extremer Kälte oder generell unter widrigen Bedingungen. Sie gewöhnen sich an fast alles. An extreme Witterungen sowie an Schmerz und Hunger. Menschen gewöhnen sich an viel oder auch an wenig Bewegung. Nachdem wir uns an einen neuen Umstand gewöhnt haben, vergessen wir schnell, wie der vorherige war. Oder können Sie sich noch genau daran erinnern, wie es war, als sie jung waren, jung und fröhlich? Das war die Zeit vor der Pubertät. Bevor man anfängt, mürrisch zu werden und kritisch gegenüber vielen Dingen des Lebens. Zuvor als Kind erfreuten wir uns noch darüber, im Gras zu liegen und in die Wolken zu schauen, um im Anschluss daran wieder Fangen zu spielen oder den Berg herunterzukullern. Diese unbefangene Zeit war die Zeit, in der wir viel mehr gelacht haben und uns kein Weg zu lang war. Unsere Ziele waren immer wichtig und wir wollten immer weiter! Ob es die Schaukel war, die wir erreichen wollten, als wir unsere ersten Schritte unternahmen, oder der Hund, das Dreirad oder Mama ... – egal, wir gingen das Risiko ein, hinzufallen und uns bei den ersten Gehversuchen den Schädel zu brechen! Später fuhren wir viele Kilometer mit unserem klapprigen Fahrrad, nur um unser Lieblingspony zu striegeln! Das Leben war voller Bewegungsdrang und Lebenslust.

Mit heruntergezogenen Mundwinkeln liefen wir als Kinder wenn, dann nur kurz umher. Heute schaffen wir das einen ganzen Tag lang. Auch daran haben wir uns mit den Jahren gewöhnt. Wir leben nicht glücklich und erfüllt und denken nicht einmal daran, es anzustreben. Wir leben eher »muss ja« und »so lala«. Zustände, an die wir uns erfolgreich angepasst haben. Leben funktioniert auch so. Der »muss ja«-Zustand ist nicht direkt tödlich.

Was das mit dem Schlanksein zu tun hat?

Leben funktioniert auch als Übergewichtiger. Auch als Dicker kommen wir überall hin, haben Familie, Arbeit und Vergnügen. Wir haben uns und unseren Alltag an das Gewicht angepasst.

Was sollen wir noch anstreben? Wir sind nicht auf der Jagd nach positiven Veränderungen, weil wir uns angepasst haben. Der Mensch hat sich auch in seiner Geschichte nur dann verändert, wenn es nicht weiterging, wenn er musste.

Das ist der eigentliche Motivationskiller: Wir wissen nicht, wozu wir schlank sein sollten. Wozu den Aufwand der Veränderung betreiben? Was soll dann wirklich besser sein? Jetzt geht's ja schließlich auch – muss ja! Außerdem vermissen wir nichts – dazu ist das leichte Körpergefühl von früher zu lange her.

Wir bräuchten einen Wunsch, ein Ziel, was nur mit schlankem Körper zu erreichen ist. »Daneben zielen«, nennt man das. Wie ein Raucher, der sich vornimmt, einen Marathon zu laufen, statt bloß mit dem Rauchen aufzuhören. Zum Marathon-Training passt Rauchen einfach schlecht – und so wird der Raucher leicht nebenher zum Nichtraucher.

Stellen Sie sich vor, Scheitern wäre unmöglich! Wie heißt Ihr Ziel?

Wozu wollen *Sie* schlank sein?

13...weil wir ständig von Reizen umgeben sind

Normalgewichtige Mitmenschen urteilen nicht selten über Dicke, sie könnten sich den Ess-Reizen nicht konsequent genug entziehen. Dicke bräuchten lediglich mehr Disziplin und müssten »vernünftig« oder »ausgewogen« essen. Haben sie Recht damit?

Wir müssen nicht extra in ein Lebensmittelgeschäft gehen, um an Essen erinnert zu werden. Im Gegenteil, wir sind ständig mit Essbarem in Berührung. Es wird dafür geworben, es ist überall verfügbar und es wird überall zu jeder Zeit gegessen. Das Kleinkind isst im Buggy sitzend, der Schüler isst auf den Bus wartend, der Erwachsene isst beim Autofahren, beim Fernsehen, Lesen,

Telefonieren, Arbeiten ... (Gibt es irgendwann »Nichtesser-Zonen«?) Durchgehend wirken Ess-Reize auf uns, meist unbewusst.

Vielleicht kennen Sie Szenen wie diese: Ihr Kollege hat sich gerade ein Brötchen aus der Kantine geholt, kaum später macht es ihm ein weiterer Kollege nach. Die Partnerin steht von der Couch auf und holt sich ein paar Nüsse aus der Küche, schon reißt ihr Partner den Kühlschrank auf. Ein Kind bekommt etwas zu essen, das Geschwisterkind braucht plötzlich auch etwas. Vom Anblick, vom Geruch, von den Ideen für neue Rezepte, von Erzählungen über Restaurants, Werbung im Radio, im Fernsehen oder im Web sind wir der »Mutter aller Reize« ausgesetzt: dem Essen. Selbst beim Thema Abnehmen geht es fast nur ums Essen!

Der Mensch ist dafür geschaffen, zu laufen und zu hungern, und nicht dafür, ständig zu essen. Auch kennt er ursprünglich nicht ein so großes Angebot an Ess-Reizen. Gehen wir dazu kurz in die Zeit der Urmenschen zurück. Bitte denken Sie nicht abwertend über die Urmenschen, schließlich haben die sich abgemüht, unter schwierigsten Umständen für uns, ihre Nachkommen. Unsere Urahnen wurden nicht als Konsumenten beworben, wurden nicht von Zeitgenossen mit Essen gelockt und gereizt. Vielmehr mussten Ess-Reize erst mal aufgespürt werden; kilometerweit wurde nach Reizvollem gesucht! Um für uns als spätere Nachkommen und als Spezies fortzubestehen, mussten unsere Urverwandten uns körperlich und geistig überlegen sein. Denn sie hatten nur ihre Sinne, keine Werbung und keine Apps. Stundenlange Märsche, stundenlanges Laufen auch bei widriger Witterung bis zum Frischfleisch. So waren die Umstände. Deren Umwelt war alles andere als angenehm und paradiesisch. In der jüngeren Geschichte, im Altertum, bei den Griechen und Römern, war mit dem Essen eine bestimmte Ess-Kultur verbunden. Dekadenz hatte sich breit gemacht, die wir heutzutage unter dem Deckmantel »Genuss« weiter pflegen. »Genießen Sie, genießen Sie!« Aus der Sicht der Urmenschen wäre die heutige Welt ein Paradies. Käme so ein

Urmensch zu uns zu Besuch, er wäre überwältigt von so vielen Ess-Reizen. Essen an jeder Straßenecke. Dieser Urmensch würde sich bei uns, seinen Ururur...-Enkeln, dick und rund fressen – und schon bald faul und krank werden. Die Verlockung wäre zu groß, um zu widerstehen. Man müsste sich für diesen maßlosen alten Verwandten schämen und würde ihn am liebsten zurückschicken in seine Vergangenheit. Mit einem Male wären unsere Ideale vom Paläo-Menschen dahin. Wie primitiv, jedem Reiz zu folgen! Abgesehen von der Reaktion auf Reize ist uns eine weitere Eigenschaft in den Genen erhalten geblieben: faul sein. Faul zu sein, wo es geht. Heute gilt das Faulsein als negative Eigenschaft. Viele Menschen leben ohne Antrieb. Schließlich sind genügend Futterquellen da; es besteht kein Anreiz zu laufen, sondern vielmehr ein Anreiz zu essen. Für den Urmenschen war Hunger der Antrieb, einem Ess-Reiz auf vier Beinen hinterherzulaufen. Diese Futterreize (Mammut & Co) entzogen sich aufgrund ihres angeborenen Überlebensinstinktes. Die Futterquellen mussten erst mit ausgefeilten Techniken, wie Spurensuche, ausfindig gemacht werden. Der Ess-Reiz war verschwindend klein, weit weg und ständig in Bewegung oder auf der Flucht.

Die Evolution hat uns, den Nachkommen dieser Langstrecken-Jäger, noch keine Schutzmechanismen gegen das heutige Überangebot an Ess-Reizen erschaffen. Angesichts eines Ess-Reizes sind wir immer noch schutzlos, wie unsere Urahnen.

Lebensumstände verändern sich zu schnell, als dass die Evolution das Säugetier *Mensch* darauf schon hätte optimal anpassen können. Essen ist heute einfach da und es gibt keinen Anlass, ihm hinterherzulaufen, geschweige denn, es stundenlang zu suchen. In dieser Form gibt es das Überangebot an Nahrung und Ess-Reizen erst seit Beginn der 70er Jahre des 20. Jahrhunderts. Dies ist die Zeitmarke, an der sich die Seuche *Übergewicht* in der westlichen Welt flächendeckend wie eine Epidemie ausbreitete. 2/3 der Bevölkerung ist heute übergewichtig!

Erinnern Sie sich noch an die Kampagne »Trimm dich«? Ich hatte als Kind ein Poster von meinem Cousin geschenkt bekommen. Er arbeitete bei der AOK. Auf dem Poster, betitelt mit »Eskapaden-Schaden«, ein überdicker Mann. Das war 1971. Als Kind fand ich die Darstellung eines überfressenen Fettsacks sehr witzig. Fanden wir alle witzig. Es gab auch auf meiner Grundschule nur ein dickes Kind, mein Freund Ingo. Sein Spitzname: »Schweinchen Dick«. Damals eine Zeichentrickfigur aus den USA. Schweinchen Dick bewohnte natürlich eine Farm ... Die damalige Nixon-Regierung in den USA forcierte eine regelrechte Nahrungsschwemme. Dies veränderte die Nahrungsmittelindustrie grundlegend. Infolge mussten Fastfood, Straßenessen, Supermärkte und Industrienahrung an den Verbraucher gebracht werden. Nur so konnte Nixon innenpolitisch die Farmer für sich gewinnen, stand er doch außenpolitisch stark unter Druck wegen des Vietnamkrieges. Also blieb ihm nichts anderes übrig, um an der Heimatfront zu punkten. Seine konservative Wählerschaft, die Farmer, die auch Söhne im Krieg hatten, sollten ruhig gestellt werden. Für einen Konservativen unüblich, setze er den ehrgeizigen Plan um, die Landwirtschaft zu subventionieren und die Märkte mit Mais zu überfluten. Maisstärke beflügelte die Lebensmittelindustrie und neue, unsinnige Nahrungsmittel wurden auf den Markt gebracht. Es entstand ein Überangebot an Nahrungsmitteln. Mit viel Werbung und Wandel im Vertrieb wurde nun Essen unterwegs auf der Straße gesellschaftsfähig. Die riesigen Mengen an Maisstärke hielten Einzug in viele neumodische Nahrungsprodukte, die den Hunger beim Konsumenten zudem noch weiter anstachelten.

Diesem Wandel in der Nahrungsversorgung folgte Europa. Es kam die Zeit, in der Überproduktionen durch Subventionen gefördert wurden. Erinnern Sie sich an den

möglich und gesellschaftlich Begriff »Butterberge«? Klar, die Bauern konnten mit Subventionen mehr produzieren, als der Markt nachfragte. Die Subventionen stützten auch die Agrarproduktion.

Natürlich genießt eine subventionierte Agrar- und Nahrungswirtschaft großen politischen und wissenschaftlichen

Einfluss, wie dies beispielsweise ähnlich auch bei der DGE (s. auch Kap. 63) der Fall ist, um die Deutungshoheit über Ernährungswissenschaften durch Manipulation zu erobern. Die »Butterberge« beschreiben das Phänomen der damaligen Nahrungsschwemme in Europa. Europa war damals nur eine Interessengemeinschaft der europäischen Agrarpolitik. Das war die Zeitwende zum permanenten Ess-Reiz, zu Fast-Food-Ketten, Bäckereien und Kiosken. Die Nahrungsaufnahme war seit dem jederzeit akzeptiert, weil wirtschaftspolitisch gewollt.

Schwer vorzustellen, dass sich die menschlichen Gene innerhalb von 40 Jahren angepasst haben. Die Ess-Reize lassen sich nicht einfach ignorieren. Auch ist schwer vorstellbar, dass die Evolution uns noch einen Schutzmechanismus vor Reizüberflutung von Nahrung bereitstellt, bevor wir aussterben. Fakt für uns heute ist: Essen ist billig und immer verfügbar. Um an diese Mengen von Essbarem zu gelangen, die wir heute in uns reinschaufeln, mussten unsere Vorfahren 30 Kilometer laufen und jagen; vorher war der Magen leer. Heute ist Essen nur einen Klick weit entfernt und wird uns sogar nach Hause gebracht.

Deshalb ist Abnehmen nur möglich, wenn man sich klar macht, dass man Reize aktiv abschirmen muss. Selbst vor den Unmengen an Diätberatungen mit Rezepten in blödsinnigen Gesundheitszeitungen braucht es Abschirmung. Alles wird so sinnlich dargestellt. Genuss steht an höherer Stelle als das Überleben. Früher ging es um das Überleben mit wenig Nahrung, heute überlebt man nur gesund, wenn man sich aktiv dieser Ess-Genuss-Sucht entzieht. Essen bleibt Essen. Essen und Genuss sind zwei verschiedene Bereiche.

Es gilt, sich die betreffenden Reize bewusst zu machen, um abnehmen zu können. Ist das wirklich so einfach? Die Natur hat für den Menschen vorgesehen, so viel wie möglich in kurzer Zeit zu essen, wenn eine Nahrungsquelle aufgefunden wurde. Die Nahrung war leicht verderblich – Kühlschränke gab es nicht. Der Urmensch hatte nicht viel Zeit, die Nahrung aufzubewahren. Also *musste* nach erfolgreicher Jagd auch mal ein paar Tage gegessen werden. Es durfte nichts übrig bleiben. Schließlich wusste eine Sippschaft nicht, wann es erneut Nahrung gab. Bei solchen Gelagen kam sicher kein Mensch auf die Idee, sich einzuschränken. Es wurde so viel gegessen wie möglich. Genuss war nicht ausschlaggebend. Jede Futterquelle diente als Ess-Reiz und war Startsignal, reinzuhauen. Es wurde nicht bewertet. Genuss ist eine Bewertung. Bei genügend Hunger wird jeder Ess-Reiz dankbar angenommen und nicht bewertet. (Glauben Sie mir, wenn Sie acht Stunden Rad fahren und dann essen, ist man überglücklich und dankbar über alles, was man zu beißen bekommt.) Essen diente immer der Selbsterhaltung, nicht als Zeitvertreib, auch wenn man es heute als »Kultur« bezeichnet. Eine Gesellschaft, die mit über 200 Mio. Euro für Gesundheitsschäden aufkommt, weil sie Essen so »kultiviert«, dass es krank macht, ist nicht wirklich kultiviert. Sie erinnert vielmehr an Selbstüberschätzung der eigenen Art, wie im Film *Planet der Affen*.

Überschüssige Nahrung wurde damals wie heute als »Energiereserve« in Form von Fett (mit Hilfe von Insulin in die Fettzellen) eingelagert. Früher war das sinnvoll, weil damit eine Nahrungsknappheit überlebt werden konnte. Damals war der Reiz der gesammelten oder erlegten Futterquelle unmittelbar verknüpft mit dem Verzehr. Reizquelle (Nahrung) und Hungergefühl sind seither zeitnah verknüpft. Fleischessern läuft beim Anblick eines Bratens *sofort* das Wasser im Mund zusammen, nicht erst später. Ein unwillkürlicher Vorgang im Körper, früher wie heute. Bei Hunger reagieren wir auf Nahrungsreize. Es ist also kein Wunder, dass es heute so viele Dicke gibt. Die Ess-Reize sind übermächtig, wir können dem nicht standhalten mit unserem doch ach so hoch gelobten Verstand der heutigen Zeit. Ein Urmensch würde heute genauso reinhauen wie ein dicker Zeitgenosse.

14...weil wir zu wenig Selbstvertrauen haben

Huhn oder Ei, was war zuerst da? Und was war bei Ihnen zuerst da – das Übergewicht oder das fehlende Selbstvertrauen?

Ohne Ausnahme durfte ich erleben, dass Menschen, die Körpergewicht verloren haben, Selbstvertrauen gewannen. Das scheint untrennbar miteinander verbunden: Eine Aufgabe zu bewältigen und ein Vorhaben durchzuziehen, steigert unser Selbstvertrauen. Im wahrsten Sinne des Wortes können wir uns dadurch mehr vertrauen. Wir haben selbst den Beweis erschaffen, wir haben das geschafft, was wir uns vorgenommen haben. Wir haben Wort gehalten. Hält jemand anderes sein Wort, dann sind wir bereit, ihm wieder zu vertrauen, wenn er etwas verspricht.

Brechen wir unsere Projekte ab, schwächen wir unser Selbstvertrauen. Mit geringem Selbstvertrauen ist es für uns schwieriger, unseren Lebensstil zu verändern. Denn nehmen wir an, jemand verzichtet, um abzunehmen, plötzlich auf kohlenhydratlastige Lebensmittel (wie Brot, Nudeln, Reis, Kartoffeln, Kuchen, Teigwaren, Süßigkeiten), dann fällt das seinen Mitmenschen auf. Eventuell muss er sich dafür rechtfertigen. Er wird wahrscheinlich beobachtet und bewertet. Es wird gehofft, dass er es nicht durchhält. Zwar will ihm niemand Böses, doch sind viele Menschen neidisch und wollen außerdem die eigene Ernährung nur ungern in Frage stellen und damit im Unrecht sein. Für die neue Situation, die zusätzlichen Konfrontationen und Diskussionen braucht man Nerven und Selbstvertrauen.

Schafft man es, das Steuer rumzureißen, sich allen Widrigkeiten zum Trotz stark zu verändern, dann erzeugt das ein unbeschreiblich gutes Lebensgefühl. Neue Dinge auszuprobieren, alte Gewohnheiten zu verabschieden, wird daraufhin auch in anderen Lebensbereichen attraktiv. Man vertraut sich selbst wieder und lebt aktiv und selbstbestimmt.

15...weil wir uns etwas vormachen

Haben Sie schon mal erlebt, dass Sie gedacht haben: »Der oder die macht sich jetzt aber was vor. Na, damit lügt er/sie sich aber gerade ordentlich was in die Tasche!«? Ohne die Fähigkeit, sich etwas vorzumachen, also sich selbst zu betrügen, wäre es ausgeschlossen, um das Gesundheitsrisiko *Übergewicht* zu wissen und gleichzeitig nicht sofort etwas am eigenen Übergewicht zu ändern. Da wirkt ein Selbstschutz einerseits, der uns davor schützt, uns verrückt zu machen, wenn wir uns die Folgen unseres Handelns ständig vor Augen führten. Andererseits wirkt die Qualität unserer Psyche: Sie will sich immer wohl fühlen. Alles soll immer gut ausgehen; mir passiert schon nichts. »Krebs kriegen immer die anderen.« Somit schaffen wir uns ein erträgliches Selbstbild. Eines, was uns weismacht, dass es bei uns nicht ganz so schlimm ist (wie bei den noch dickeren Menschen). Schlimmer geht bekanntlich immer. Weiter machen wir uns vor, dass wir ja abnehmen können, wenn wir nur ernsthaft wollen, falls es also mal wirklich nötig werden sollte. Vielleicht dann, wenn auch mein Arzt meint, ich müsste abnehmen, sonst ... (An dieser Stelle zählt er mit gequältem Gesicht die üblichen Folgeerkrankungen von Übergewicht auf, deren Zusammenhang wir nie wirklich verstanden haben.)

Wir machen uns mehr oder weniger bewusst etwas vor, womit wir uns gleichzeitig schützen und gefährden. Denn würden wir uns tatsächlich nichts mehr vormachen, *müssten* wir handeln.

Doch bis dahin nutzen wir einfach unsere Intelligenz weiter gegen uns: Wir reden uns das Gewicht schön.

Mein Partner findet es noch nicht sooo schlimm – schließlich ist er noch bei mir.

Immerhin habe ich da neulich noch viiiel dickere Menschen gesehen, boah, das ginge ja gar nicht!

Wenn ich weniger Stress habe, wenn das Haus soweit fertig ist, wenn ich meine Prüfungen bestanden haben, dann mach ich mich ans Abnehmen, aber so was von ...

16...weil wir mit anderen Übergewichtigen solidarisch sind

Nehmen wir an, meine drei besten Freundinnen sind – wie ich – zu dick. Unsere Probleme, die wir durch das Übergewicht haben, sind ähnlich, so dass wir uns im wahrsten Sinne des Wortes »verstehen«. Das Dicksein ist sogar etwas, was uns vereint. Gehen wir gemeinsam in die Sauna, dann ist das nicht so schlimm wie als einzige angestarrt zu werden.

Was wir gemeinsam haben, ist ein übergewichtiger Körper. Übergewicht ist auch eines der Themen, dass wir vier Freundinnen häufig besprechen. Wir sind uns einig, dass wir immer dicker werden, aber auch, dass das Leben zu kurz ist, um auf genussvolle Kaffee- und Kuchen-Runden zu verzichten. Unsere Runde weiß gut Bescheid, welche Diät im Trend ist. Wir informieren uns über die Strategien der Promis, nach einer Schwangerschaft wieder schnell schlank und fit zu werden, ebenso wie über die aktuelle Mode. Und wir finden untereinander vor allem Zustimmung, wenn es darum geht, wie schwer es ist, abzunehmen. Jede hat im Laufe der Jahre Erfahrungen gesammelt mit Diäten, mit dem Abnehmen und dem Wieder-Zunehmen.

Ich möchte meine Freundschaft zu meinen drei besten Freundinnen nicht auf unsere Körpermaße reduziert wissen! An ihnen ist nichts falsch; es sind durchweg tolle Frauen in zu dicken Körpern! Und, glauben Sie mir, keine von uns ist gerne dick!

Worauf ich mich verlassen kann: Ich werde in meinem Clübchen nicht abgelehnt. Ich bin dort geborgen und werde so geliebt, wie ich bin.

Würde ich mich jetzt tatsächlich verändern, schlank werden und bleiben, so käme mir das wie ein Verrat vor. Schließlich vertrat ich mal die gleiche Meinung wie meine Freundinnen – und nun soll das nicht mehr gelten? Schließlich haben mir meine Freundinnen beigestanden, als ich mich nach der letzten Diät doch wieder dem Schlemmen hingab und die neuen Kleider nicht mehr passten! Den Club verraten? Schaffe ich es überhaupt ohne die Unterstützung der anderen, mein eigenes Ding zu machen? Sind die nicht eher froh – natürlich unbewusst –, wenn ich es nicht schaffe? Wenn alles so bleibt und ich niemanden ins Unrecht setze?

Eventuell habe ich als schlanke Frau neue Probleme, mit denen ich dann allein dastehe. Zum Beispiel mit überlappender Haut. Werde ich Mitgefühl bekommen für dieses »Luxusproblem«? Schließlich habe ich Masse verloren, was wir alle gerne wollen. Muss ich meine Erfolge und Rückschläge für mich behalten? Sehen die anderen in mir eine Verräterin? Werde ich abgelehnt und ernte Neid statt Anerkennung und Zustimmung? Muss ich mir einen Dünnen-Club suchen? Fühlen sich meine Freundinnen dann noch mit mir wohl? Sind sie weiterhin genau so ehrlich zu mir? Kann ich es durchhalten, bei unseren Treffen keinen Kuchen, keine Chips, keinen Sekt, keine Weingummis zu essen?

So gut aufgehoben wie jetzt will ich auf jeden Fall weiterhin sein! Aus Solidarität und aus Angst, die Freundschaften aufs Spiel zu setzen, behalte ich unbewusst meinen dicken Körper.

Könnte ich wirklich ehrlich zu mir sein, müsste ich zugeben, dass es mir wichtiger ist, gute Freundinnen zu haben, als schlank zu sein.

17...weil wir dicke Ahnen haben

Haben Sie schon von *Epigenetik* gehört? Richtig, darin steckt das

Wort *Gen*. Es handelt sich um eine spezielle Ausrichtung der Vererbungs-Forschung. Die neusten Erkenntnisse sind so erstaunlich wie ermutigend. Denn auf den Punkt gebracht, kann man jetzt behaupten, dass unser *Lebensstil* ausschlaggebend dafür ist, ob ein Mensch Diabetes entwickelt, Bluthochdruck oder Übergewicht. Noch bis vor Kurzem waren sich die Wissenschaftler einig, dass die Gene für die Entwicklung dieser Krankheiten die größere Rolle spielen. Heute liest man an den Genen den Lebensstil ab.

Es mag in vielen Fällen stimmen, dass dicke Menschen eine entsprechende genetische Veranlagung haben, jedoch hat nicht die Veranlagung, sondern ihr Lebensstil zu ihrem Übergewicht geführt. »Lebt man genetisch korrekt, können krankmachende Gene ›stillgelegt‹ werden«, so die Forscher.

Andererseits ist ein gesellschaftlich anerkanntes Argument: »Meine Oma und meine Mutter waren schon dick – da kann ich/man nichts machen.«

Wenn ich wirklich davon ausgehe, dass meine Gene mein Gewicht steuern, kann ich nur resignieren und mich mit Übergewicht zufrieden geben. Der Vorteil daran ist, dass ich frei bin von Verantwortung.

Habe ich erlebt, dass meine Oma, Mutter und Tante dick sind und waren, dann habe ich auch erlebt, dass gleichzeitig dick zu sein und zu leben irgendwie funktioniert. Sie lebten es mir vor. Warum soll ich bezweifeln, dass das falsch war? Wieso soll ich ihnen nicht folgen? Unsere Psyche speichert ab: Was uns überleben lässt, das funktioniert = ist also richtig. Soll ich so mir nichts, dir nichts meine Ahnen ins Unrecht setzen?

18...weil wir nichts »durchziehen«

Wissen Sie, warum Sie Ihr Zielgewicht noch nicht erreicht haben? Ich behaupte, weil Sie Ihr Vorhaben nicht durchgezogen haben. Ja, ja, ich weiß schon, dass Sie mir jetzt gerne aufzählen wollen, was Sie schon alles geändert haben, an wie vielen Stellen Sie sich eingeschränkt haben, dass Sie sich die Butter unterm Käse sogar komplett abgewöhnt haben, dass Sie nach 19 Uhr nichts mehr essen und so weiter und so fort. Das ist gut so und auf jeden Fall Anerkennung wert.

Nur, wenn Sie noch nicht am Ziel sind, dann hat das nicht gereicht. Jetzt können Sie resignieren und sagen: »Hat ja doch alles keinen Zweck! Ich kehre wieder zurück zu meinem gemütlichen, leckeren, altbekannten Leben.« Ich frage Sie: »Wollen Sie wirklich ein Experte ohne Ergebnisse sein?« Was halten Sie davon: Sie klopfen sich auf die Schulter und erkennen sich dafür an, dass Sie bewiesen haben, in der Lage zu sein, Dinge zu verändern. Und weiterhin können Sie feststellen, dass es noch mehr braucht, um Ihr Ziel zu erreichen. Je krasser Ihr Gewichts- oder Essproblem ist, umso krassere Lösungen brauchen Sie.

Was das genau ist, das verlangt eine klare Analyse. Und zwar immer wieder. Ergebnis – Korrektur – Ergebnis – Korrektur, bis Ihr Ziel erreicht ist. Das ist zielführendes Handeln. Dieses Handeln gestaltet sich währenddessen. »Dem Gehenden schiebt sich der Weg unter die Füße«, sagte mal ein weiser Mann. Was dafür notwendig ist? Die Tugend oder Qualität, etwas bis zum Ende durchzuziehen. Immer wieder auf Kurs zu gehen, sich selbst anzuerkennen und vernünftig zu analysieren, was für das eigene Ziel funktioniert, das dann auch fortzuführen. Und was nicht funktioniert, zu ändern.

Stattdessen jammern die meisten Pseudo-Abnehmer und wollen Mitgefühl für ihre erfolglosen Bemühungen. Wir sollen alle sehen, wie sehr sie sich (umsonst) bemühen. Sie tun ja alles. Nein, tun sie nicht! Sie tun nur, was für sie möglichst wenig Veränderung bedeutet oder was ihnen liegt. Vor allem tun sie es nicht lange genug, nämlich so lange, bis sie ihr Ziel erreicht haben, bzw. wechseln nicht zu einem Handeln, was erfolgreich ist.

Etwas durchzuziehen, das zählt nicht zu den modernen Tugenden. Leben funktioniert ja auch so. Dann ist man eben arbeitsunfähig, wenn man eines Tages zu fett ist zum Arbeiten, und landet sicher im sozialen Netz. Man holt sich Insulin auf Rezept, später dann einen Rollstuhl usw. Früher hätte das unbequemere Konsequenzen gehabt.

Vielleicht ist »Durchziehen« heute auch deshalb so negativ belegt, weil wir Burn-out kennen. Eine abartige, unangemessene Form von sturem »Durchziehen«. Den Motor andauernd hochtourig zu fahren, ist definitiv kein Garant für Erfolg, eher für körperliche und psychische Schäden.

19...weil wir uns nur für kurze Zeit einschränken wollen

Die meisten Menschen haben vom Abnehmen die Vorstellung, es sei eine Verhaltensänderung, die sich über einen gewissen Zeitraum erstreckt. Ist das Zielgewicht einmal erreicht, ist das Thema damit beendet.

Evelyn denkt genauso. Sie will 25 kg abnehmen und hat sich für die *Brigitte*-Diät entschieden. Nach der ersten Woche wiegt sie schon zwei Kilo weniger. Evelyn rechnet großzügig – in 15 Wochen will sie ihr Zielgewicht erreicht haben. Danach, ja danach, keine Ahnung. Sie denkt, sie lebt dann wie jetzt, denn schließlich hat sie jetzt auch nicht ständig zugenommen, sondern ihr hohes Gewicht »gehalten«.

Sie ist also inspiriert und bereit, sich für volle 15 Wochen an den *Brigitte*-Diätplan zu halten. Dem hat sie zugestimmt. Darauf stellt sie sich ein.

Damit beruhigt Evelyn ihr Gewissen. Sie tut, was getan werden muss, und weiß genau bis wann. Wie bereits erwähnt, lassen wir uns nur ungern einschränken. Wir wollen uns immer frei und selbstbestimmt fühlen. Wenn Einschränkung, dann für einen von uns festgelegten Zeitraum. Selbstbestimmtes Einschränken quasi. Keimt der Gedanke auf, der Diätplan solle ab jetzt für immer gelten, um das erreichte Gewicht zu halten, rebelliert unsere Psyche, egal wie richtig unser Verstand die Maßnahme findet. Der Weg zum schlanken und vitalen Körper wird oft als eine Zeit der Restriktionen und des Mangels angesehen ... und wenn wir uns dem schon unterziehen, dann aber bitte zu unseren (zeitlichen) Bedingungen!

Evelyn, du kannst noch gar nicht wissen, ob du die Maßnahmen der *Brigitte*-Diät nicht sogar positiv erfährst. Vielleicht verbessern einige Dinge dein Leben und du änderst sie freiwillig für immer? Eventuell schläfst du endlich gut, wenn du abends nicht wie sonst üppig isst ... Und das leichtere Abendessen wird selbstverständlicher Teil deines Alltags und hat plötzlich mehr mit Wohlgefühl als mit Einschränkung zu tun!

20...weil unser Leben auch mit Übergewicht funktioniert

Sabine fragt sich wirklich, wozu sie eigentlich abnehmen soll. Nur weil sie evtl. daran stirbt? Sie kann ja auch einen tödlichen Unfall haben – als Schlanke ... Bis jetzt hat ihr Körper mitgemacht – Sabine lebt. Gut, sie verhält sich anders als früher. Wo es einen Aufzug gibt, kommt sie nicht auf die Idee, die Treppe zu nehmen. So umgeht sie Schwitzen, Keuchen, Knieschmerzen. Wenn sie einen

Vortrag oder eine Aufführung besucht, wo die Zuschauer auf Stühlen sitzen, schaut sich Sabine nach einem Stuhl ohne Armlehnen oder zumindest nach einem äußeren Platz um, damit sie problemlos reinpasst und ihre breiten Hüften nicht den Nachbarn berühren. Sabines Freund Peter liebt ihre Rundungen und würde sie nie wegen ihres Übergewichts verlassen. Sabine kennt viele Dicke. In ihrer Abteilung im Büro sind 80 % der Kolleginnen und Kollegen zu dick. In ihrer Familie sind lediglich die Kinder schlank und im Fernsehen fallen ihr auch nur zu dicke Menschen auf. Wo sie hinsieht, hat man sich auf Menschen in zu dicken Körpern eingestellt: Krankenhausbetten, Flugzeugsitze, spezielle Körperwaagen, Blutdruck-Manschetten, Mode für große Größen etc.

So pflegt sie den logischen und beruhigenden Gedanken: Es ist möglich, mit Übergewicht zu leben.

Dieser Gedanke speist ihren inneren Widerstand und macht ihre Versuche unmöglich, abzunehmen. Dann und wann versucht sie trotzdem abzunehmen. Sobald der erste Frust während der Diät aufkommt und Sabine Knäckebrot mit Hüttenkäse und Radieschen statt Waffeln mit heißen Kirschen und Sahne essen soll, gewinnt ein logischer Gedanke überhand: »Es ist möglich, mit Übergewicht zu leben. Ich sehe täglich Beweise dafür! Warum soll ich mich also quälen? Ich lebe nur einmal!«

21...weil es uns nicht wichtig ist

»Sie nehmen nicht ab, weil es Ihnen nicht wichtig genug ist.« Wenn ich meine Kunden mit dieser Tatsache konfrontiere, reagieren Sie oft erbost und mit Widerstand. Sie weisen die Behauptung absolut von sich und versichern mir, dass es ihnen sehr wohl wichtig sei, endlich abzunehmen. Schließlich seien sie ja zu mir gekommen, um abzunehmen. Hätten sie Zeit, Geld und Anstrengung aufgewandt, wenn es ihnen nicht wichtig wäre?

Ich behaupte: Ja, das hätten sie. Vielleicht aus folgenden Gründen: Um den Partner zu beruhigen, der sich wegen des gefährlichen Übergewichts Sorgen macht, oder um den Punkt »Mich mehr um meine Gesundheit kümmern« abzuhaken, der seit Neujahr auf der eigenen To-do-Liste steht, oder auch um verantwortungsvoll zu wirken, denn natürlich weiß man, dass der BMI < 25 sein sollte, oder um sich wieder wohl zu fühlen, mehr Auswahl beim Klamotten-Shopping haben u. v. a. m. Alle genannten Gründe passen unter das Deckmäntelchen: »Ich will abnehmen.«

Das stimmt. Alle wollen abnehmen. Das wollen sie auch morgen noch und übermorgen und nächstes Jahr und wenn sie 60 sind. Die Aussage stimmt immer. Sie impliziert nur kein Tun. Dann würde es nämlich heißen: »Ich nehme ab.«

Dieselben Menschen sagen auch nicht jahrelang Sätze wie: »Ich will im Sommer Familienurlaub machen.«, »Ich will einen Kombi haben, wenn das Baby da ist.«, »Ich will heute Abend Fußball gucken.« Nein, sie sagen: »Ich gucke heute Abend das Spiel X gegen Y.« Und sie sagen es nicht nur, sie tun es. Sie setzen Gewolltes um. Das ist der Unterschied. Er liegt in der Wertigkeit, darin, wie wichtig uns die Dinge sind. Wenn Ihnen Urlaub sehr wichtig ist, dann machen Sie ihn möglich. Das, was Ihnen wirklich wichtig ist, erreichen Sie! Das haben Sie schon immer so gemacht!

Schauen Sie sich doch jetzt gleich mal in Ihrem Leben um! Was für Ergebnisse haben Sie? Was also war bzw. ist Ihnen wichtig?

Können Sie immer noch behaupten, dass das Abnehmen Ihnen bis jetzt wirklich wichtig war? So wichtig, dass Sie diesem Ziel alles unterordnen?

22...weil wir nicht achtsam sind

Leonie liegt auf ihrem Sofa. Es geht ihr schlecht. Sie fühlt sich elend. Sie ist frustriert und enttäuscht von sich. Außerdem hat Leonie Bauchschmerzen. Hausgemachte Bauchschmerzen – vom dem, was sie gerade gegessen hat. Sie kochte sich zum Abendessen Nudeln mit Soße, zum Nachtisch gab's eine gewaltige Portion Eis, hinterher Chips, Schokoriegel, Käse, gebackenen Camembert, Frühlingsrollen, Krabbensalat, Mousse au Chocolat, Waffeln, Fleischwurst … Alles verschlang die junge Frau innerhalb kurzer Zeit. Leonie kennt das. Sie ist sich dessen bewusst. Sie kauft die Lebensmittel selbst ein.

Nur – während sie einen Fressanfall hat, isst sie nicht bewusst. Sie ist in dem Moment nicht achtsam. Ihre Aufmerksamkeit richtet sich aufs Essen, ist beim Geschmack im Mund. Sie beamt sich weg, sie vernebelt sich, um nichts anderes zu spüren bzw. um etwas anderes als sich selbst zu spüren.

Es ist ausgeschlossen, soweit über das Sättigungsgefühl hinaus zu essen, wenn man es bewusst und achtsam täte. Denn dann wären einem die extreme Magendehnung und das unnatürliche Schlingen bewusst. In dem Moment achtsam zu sein, würde uns sofort stoppen lassen.

Wären wir also in jedem Moment achtsam, wäre Abnehmen viel leichter!

Ist es möglich, in jedem Moment achtsam zu sein? Ja, einige wenige Menschen sollen es mit sehr viel Übung geschafft haben. Schon mit etwas Übung kann jeder achtsamer leben. Tag für Tag, Moment für Moment achtsam zu leben – ist lernbar. Mit großer Wirkung!

Ist es für mein Leben notwendig, achtsam zu sein? Für Ihr Überleben unter Umständen ja. Ihr Leben kann schnell zu Ende sein, wenn Sie es nicht sind und zum Beispiel unachtsam im Straßenverkehr sind, bei der Arbeit mit scharfen Werkzeugen, mit Tieren, mit Giftstoffen … oder mit Ihrem Körper …

Achtsam zu leben bedeutet intensiv zu leben. Auch ohne den

Anspruch auf Perfektion lohnt es sich, Achtsamkeit zu üben. Man bekommt viel mehr mit, vor allem die eigenen Bedürfnisse. Zum Beispiel, dass man satt ist. Dass man gerade Trost braucht oder Ruhe oder Anerkennung. In solchen Momenten unachtsam zu sein, endet oft in verzweifelten Kompensationsstrategien wie dem Essen, Rauchen, Trinken, Fernsehen.

23...weil wir nichts dafür tun wollen

Eventuell kennen Sie die folgenden Gedanken: »Klar will ich abnehmen! Aber da muss ich erst richtig Bock drauf haben, sonst wird das eh nichts, ich kenn mich ...« oder »Ja, ja, Abnehmen kommt auch noch dran, aber erst mal muss ich mich besser fühlen, mich für eine Sportart entscheiden, umziehen, mich im neuen Job zurechtfinden, meine Zähne sanieren ...«

Erst mal dies, erst mal das. Was wir nicht sehen, ist, dass wir am Zuge sind. Wir sind gefragt, sonst passiert rein gar nichts! Wir müssen sozusagen in Vorleistung gehen. Genauso, als wenn wir im Winter mit einem Holzofen heizten. Würden Sie sich dann davor setzen und sagen: »Ofen, gib mir Wärme, dann geb' ich dir Holz!«?

Ebenso wenig wie das, funktioniert fürs Abnehmen die Erwartungshaltung dem eigenen Körper gegenüber. Er schenkt uns nicht zuerst die Lust am Schlanksein, damit wir ihn dann angemessen behandeln – sprich ernähren, bewegen und entspannen. Nein, im Gegenteil! Unser Körper folgt physikalischen und physiologischen Gesetzen. Und ist er auch in erstaunlichem Ausmaß zur Regeneration fähig und kann er lange Zeit den Mangel an bestimmten Stoffen, zum Beispiel aus Knochenmaterial, kompensieren, so kann er auf Dauer nur gesund und schlank werden und bleiben, wenn wir zuerst das Richtige tun und das Falsche lassen.

Dabei können wir mit unserem Körper, genauer: mit unseren Muskeln, tatsächlich gute Gefühle, wie Lebenslust und inneren Antrieb, erzeugen! Zum Beispiel um den nötigen »Drive« zu bekommen, jetzt richtig fit zu werden! Man hat vor nicht allzu langer Zeit beweisen können, dass Muskeln wahre Hormonmaschinen sind. Sie können sich Testosteron (das Hormon des inneren Antriebs) und Wachstumshormone (die schlank machen) selbst herstellen, indem Sie Ihren Körper mit ausreichend Eiweiß versorgen und Ihre Muskeln bewegen.

Viele Übergewichtige warten, bis ihr Körper ihr Verhalten ausbremst. So auch Hans. Er bekam schon mit, dass er immer schwerer und kurzatmiger wurde. Die Knie schmerzten jetzt schon nach einem halbstündigen Spaziergang – und nicht wie früher nach ein bis zwei Stunden durch den Wald mit seiner Frau. Als Hans' Schwager Diabetes bekam und kurze Zeit später noch weitere üble Diagnosen gestellt wurden, die auf seinen Lebensstil und sein Übergewicht zurückzuführen waren, dachte Hans, dass er es soweit nie kommen lassen würde. Nein, Hans würde kein Insulin spritzen und jeden Morgen eine Handvoll Tabletten nehmen, damit alle Blutwerte wieder in die Norm kommen. Hans würde die Handbremse ziehen und schnell abnehmen und wieder Sport machen.

Hans' Körper soll ihm also, kurz bevor es brennt, ein Zeichen geben? Erst mal soll mein Körper alles geben, dann nehme ich die Ausfahrt! Ofen gib Wärme, dann geb' ich dir Holz ...

24...weil wir keine Verantwortung übernehmen wollen

»D ie Diät hat nichts gebracht.« Erkennen Sie den Fehler in dieser Aussage?

Eine Diät kann nichts bringen. Eine Diät ist die Vorschrift einer besonderen Kostform. Eine Vorschrift tut nichts. Nur Lebewesen tun etwas. Wie zum Beispiel Vorschriften befolgen.

Gut, nehmen wir an, Sie befolgen tatsächlich alles, was die Diät X vorschreibt. Jetzt nehmen Sie aber nicht ab, zumindest nicht in der Form, wie Sie es sich vorgestellt haben. Ihr erster Gedanke kann sein: »Die Diät ist nichts für mich!« Gut, soweit. In wessen Verantwortung liegt nun aber die Erreichung Ihres Zieles abzunehmen? In der gewählten Diät? Oder bei Ihnen? Wer war noch *das Lebewesen* in der Geschichte? Okay, jetzt müssten Sie sich eine andere Diät suchen, um abzunehmen. Und da liegt der Hase im Pfeffer: *Wir* sind für unsere Ergebnisse verantwortlich. Nur so können wir machtvoll sein.

Nachteil: Es gibt keine sinnvolle Rechtfertigung für das Ergebnis.

Vorteil: Wir können unabhängig unser Ziel erreichen!

Ich gebe zu, es ist nicht schön, sich einzugestehen, den eigenen Körper jahrelang misshandelt zu haben, ihn vollgestopft zu haben, nur für irgendein Gefühl, das wir uns vom Essen versprachen. Wir aßen, weil »es sowieso egal« oder weil es lecker war.

Wen mache ich für mein Übergewicht verantwortlich? Gerne werden an dieser Stelle folgende Anklagen gemacht: Meine Gene sind schuld, meine Eltern, der Chips-Erfinder, die Werbung, meine Arbeit – ich habe nämlich zu wenig Freizeit für Sport, das Fernsehprogramm u. ä.

Damit wäre ich die Verantwortung los und stünde wieder gut da. Ich kann ja nichts dafür. Nur kann ich *so* nicht abnehmen. Denn ich bin ja nicht verantwortlich für das, was ist, also auch nicht für die Veränderung, die ich will.

Für »gute« und »richtige« Dinge sind wir gerne verantwortlich. Selbst wenn wir es nicht sind :-)

Und das ist die größte Herausforderung beim Abnehmen: für jedes

Ergebnis verantwortlich zu sein.

Nicht das Bier lässt meinen Bauch wieder anschwellen. Das Bier war brav in seiner Flasche, bis ich sie öffnete und trank. Nicht das Wetter war zu schlecht zum Laufen, sondern das Wetter ist wie es ist. Ich muss mir eine vernünftige Regenjacke fürs Laufen besorgen.

Um abnehmen zu können, müssen wir die Verantwortung für unser Tun voll übernehmen und uns nicht blindlinks an irgendeine Diät halten (in der Hoffnung, sie sei durchdacht und funktioniere). Es gilt, die Ergebnisse – und damit jede unserer gewählten Strategien – immer wieder zu überprüfen. Wir müssen bereit sein, für stagnierendes Gewicht oder weitere Zunahme selbst die Verantwortung zu übernehmen, und nicht dem Fettgehalt in Lebensmitteln oder den Verlockungen beim Einkauf die Schuld geben. Wir müssen alle Begründungen begraben, die wir gerne runterleiern, wenn wir uns gerade wieder rechtfertigen, wie es zu dieser Figur gekommen ist. Es sind nur Gründe.

Die Verantwortung für die Misshandlung des eigenen Körpers ist die wichtigste Voraussetzung, um eine große Veränderung eigenverantwortlich einzuleiten und durchzuhalten.

Halten Sie Ihr Abnehmprojekt wie das Einstellen einer Fernsehantenne: Sie wollen unbedingt den Kanal gut empfangen und justieren so lange, bis er klar zu sehen ist!

25...weil wir nicht abnehmen müssen

Niemand kann uns zwingen, abzunehmen. Das war Ihnen klar? Mir ist es wichtig, dies noch einmal ganz deutlich herauszustellen. Per Moral und per Gesetz dürfen Sie übergewichtig leben. Genauso, wie Sie sich auch auf jede andere Art umbringen dürfen.

Die Krux an der Sache ist wieder mal unsere Psyche mit ihrem

Bestreben, dass wir uns möglichst selbstbestimmt fühlen. Solange wir keine Einsiedler sind, ist unser Leben erst angenehm, wenn wir uns einigermaßen sozial verträglich verhalten. Das bringen unsere Eltern uns von Anfang an bei. Also lernen wir, dass wir uns so verhalten, dass andere Menschen es gut mit uns aushalten, in unserer Nähe sicher sind vor jeglichen Übergriffen usw. Wir tun also nicht, was wir wollen, sondern verhalten uns sozial und diszipliniert. In der Tat nehmen Sie nicht einfach jemandem sein Brötchen weg, weil Sie Hunger haben, sondern warten, bis Sie etwas angeboten bekommen oder Sie sich selbst etwas zu essen besorgt haben. Genauso erfüllen Sie die Erwartungen Ihres Arbeitgebers, Ihrer Familie, Ihrer Freunde usw. Sie erfüllen Ihre Pflichten – mal mehr, mal weniger gerne.

Abnehmen gehört nicht zu Ihren Pflichten. Sie müssen nicht abnehmen. Und deshalb tun Sie es auch nicht. Wir müssen zwar essen, um zu leben, jedoch nicht unbedingt abnehmen, um weiterzuleben.

26...weil wir nicht Maß halten können

Wenn Uwe bei McDonald's sein Essen bestellt hat und mit dem übervollen Tablett zum Tisch schiebt, meint man, er habe vor, eine fünfköpfige Familie damit zu versorgen.

Doch dort sitzt sonst niemand. Uwe isst alles allein. Essen ist für ihn vor allem dann gut, wenn es *viel* ist. Wenn es scheint, dass er vielleicht gar nicht alles schafft, wenn es unbegrenzt vorhanden ist. Sein Magen ist natürlich größer geworden – das Sättigungsgefühl tritt erst nach wesentlich größeren Mengen ein als früher. Doch das Sättigungsgefühl lässt Uwe kalt. Ob früher oder später, dieses Gefühl ist nicht ausschlaggebend für ihn, eine Mahlzeit zu beenden.

Uwe hat kein Maß beim Essen. Er kennt es nicht mehr. Die Signale seines Körpers nimmt er nur vage wahr und sie sind selten Anlass zu handeln, etwa das Essen zu unterbrechen. Und gerade die Maßlosigkeit ist sein Vergnügen. Sie ist wie eine *Freiheit*, die ihm niemand nehmen kann. Beim Essen ist Uwe vollends selbstbestimmt. Da er sich so viel Essen leisten kann, wie er will, fühlt er sich reich. Je voller sein Tablett, umso reicher. Viel Essen = viel gutes Gefühl.

Maßlosigkeit oder Übergewicht? Was war zuerst da? Beides ist möglich und beides kommt oft zusammen vor.

Uwe kann nicht abnehmen, solange er sich nicht mit seinem Maß beschäftigt. Und zwar immer wieder!

Denn das Maß bzw. der Bedarf an Energie aus Nahrung ändern sich mit steigendem Alter. Deshalb würden wir auch automatisch jährlich zunehmen, würden wir nicht als Erwachsene anfangen, unser Maß wahrzunehmen und die Nahrungszufuhr aktiv reduzieren.

Der Stoffwechsel braucht für dieselben Vorgänge weniger Energie. So ist die Natur. Passen wir unser Maß beim Essen nicht an, müssen wir es beim Hosenkauf tun.

27...weil wir auf Ausnahmen bestehen

Vielleicht haben Sie selbst schon einmal Ähnliches gedacht oder gesagt: »Komm, lass uns ein Stück Kuchen mitnehmen, ist doch Sonntag!« Oder: »Ich muss die Torte wenigstens probieren. Oma hat sich so viel Mühe gegeben.« Oder: »Jetzt ist es auch egal. Jetzt habe ich schon so viel gegessen, heute achte ich nicht mehr darauf.«

Wenn wir so denken, scheint es uns in dem Moment übertrieben, keine Ausnahmen von der Diät zu machen. Mal Fünfe gerade sein lassen, mal feiern oder einfach mal genießen.

Die Ausnahmen sind uns oft wichtiger als unser Ziel zu verfolgen. Aber mal im Ernst: Wann hat die liebe Oma mehr von uns, wenn wir ihr zuliebe Zuckerberge essen oder wenn wir gesund bleiben?

Ausnahmen können sich auch so anhören: »Fußball WM ist etwas Besonderes. Die gibt es nur alle vier Jahre!« Oder: »Hochzeit − man heiratet schließlich nur einmal!« Oder: Ferien, Silvester, der 30., der 40., der 50. Geburtstag, die Abschlussprüfung usw.

Alle sehnen wir uns danach, das tägliche Einerlei zu unterbrechen.

Wir brauchen das Besondere und wir lieben es bunt. Leuchtet eine Ausnahme am Horizont, ertragen wir unser Hamsterrad einfach besser. Stellen Sie sich nur vor, die Woche hätte nur Arbeitstage, keinen Sonntag, keine Unterbrechung vom Alltag. Kein Tag ohne Pflichten und ohne ständig parat zu sein.

Deshalb Vorsicht! Falls Sie Ihre Diät als Pflicht verstehen, könnten Sie denken: »Ich muss Diät halten.« Dann reagieren Sie mit derselben Sehnsucht, daraus auszubrechen. Sie brauchen dann auch Ausnahmen von der Diät. Das heißt, Sie müssen von Zeit zu Zeit aussteigen und sich *nicht* an den Diätplan halten. Und die nächste Ausnahme kommt bestimmt! Da muss das Abnehmen halt mal warten.

Na klar, wartet das Abnehmen. Der Körper hat keine andere Wahl, als uns zu folgen. Wenn die Ausnahmezeit vorbei ist, stehen wir jedoch im Nebel und sehen nicht, dass zu viele Ausnahmen unser Abnehmprojekt sabotieren. Wieso? Weil das nicht sein darf! Weil wir auf Ausnahmen bestehen, sonst wäre das Leben weniger wert, und weil das Abnehmen das Leben ja gerade besser machen soll.

28...weil wir gutgläubig sind

Ein Hauptthema von Frauenzeitschriften sind Diäten. Eine

Endlosschleife von Diätvorschlägen. Von bekannt bis exotisch, einseitig, vielseitig, kurz, schnell, nach Blutgruppen, Jahreszeiten und Sternzeichen. Hätte jemals eine der vorgestellten Kostformen zum Abnehmen funktioniert, dann müssten nicht wöchentlich neue empfohlen werden. Soweit ist Ihnen das sicher klar und Sie glauben auch nicht wirklich, dass es möglich ist, mit Pastagenuss in einer Woche fünf Pfund zu verlieren. Genauso wenig, wie Sie glauben, dass die Geschichte mit Ananas- oder Eier-Diät so tatsächlich war, wie sie erzählt wird: Nur durch den täglichen vermehrten Genuss des einen Lebensmittels soll man zwei Kilo Gewicht pro Woche verlieren. Nein, glauben tun Sie, lieber aufgeklärter und vernünftig denkender Leser, das nicht – aber hoffen, insgeheim hoffen, es gäbe solch ein Wunder, das tun Sie immer mal wieder.

Dahinter steckt selbstverständlich die archaische Hoffnung auf einen guten Ausgang und darauf, nicht angelogen zu werden. Die schlichte Hoffnung, dass der Mensch gut ist.

Verspricht uns die Fernsehwerbung wieder mal ein Wunder für unsere schlanke Linie oder Gesundheit, dann möchten wir ebenso, dass man es gut mit uns meint. Wir wollen nicht wahrhaben, dass nichts Wahres hinter den Geschichten steckt, dass der vertrauenswürdige Dr. X nicht Arzt, sondern nur ein schlecht bezahlter Schauspieler im weißen Kittel ist. Tief in uns können und wollen wir nicht glauben, dass man uns in Werbeversprechen so schamlos anlügt, dass man es nicht gut mit uns meint, dass man nicht wirklich daran interessiert ist, ob wir schlank und gesund sind, sondern uns in erster Linie etwas verkaufen will.

Sitzen wir vor unserem leibhaftigen Arzt, dann erwarten wir echte, gut gemeinte und fachlich wertvolle Empfehlungen. Und jetzt – so leid mir das tut – muss ich Sie enttäuschen: Auch Ihr Arzt nutzt das Phänomen der »Expertenillusion«. Wahrscheinlich ist er gut ausgebildet, hat hart für seine Abschlüsse gearbeitet und ausgiebig studiert. Doch leider ist das keine Garantie dafür, dass er heute, wenn Sie von ihm wissen wollen, wie Sie am besten abnehmen, den besten Rat für Sie hat. Keine Garantie dafür, dass er vernünftig denkt und handelt. Denn er gibt nur wieder, was er mal gelernt, aber nie überprüft hat. Er verlässt sich auf die Richtlinien der DGE, die seiner Meinung nach die Dinge wohl auf Herz und Nieren überprüft habe. Er empfiehlt blind, ohne die Quellen zu überprüfen. Er hat auch wirklich keine Zeit, selbst zu recherchieren. Eine Ernährungsberatung bekommt er nicht bezahlt, eine Rezeptausstellung lässt sich abrechnen.

Glauben Sie mir, ich weiß aus eigener Erfahrung, wie schmeichelhaft es ist, wenn man für einen Experten gehalten wird und es etwas gilt, was man empfiehlt. Wenn mein Kunde mir folgt und tut, was ich für richtig halte, ist das Balsam für meine Expertenseele!

Der Verstand ist jedoch Ihr wichtigstes Gut! Überprüfen Sie auf Plausibilität, was Sie lesen und empfohlen bekommen.

29...weil wir Informationen aus Spiegel, Stern & Co für wahr halten

Wer sich für intellektuell hält, der sucht ständig nach wissenschaftlichen Erklärungen. Dafür liest er in allgemein anerkannten guten Quellen, zum Beispiel im *Spiegel*. Liest er dort, dass leicht Übergewichtige länger leben als Dünne, glaubt er das. Liest er dort, dass es keinen Sinn macht, Vitamine und andere Nahrungsergänzungsmittel zu sich zu nehmen, glaubt er das. Beides passt ihm zufällig gut in den Kram, da er mit seinem leichten Übergewicht und seiner ausgewogenen Ernährung damit auf der sicheren Seite ist. Vielmehr ist er im Glauben, dass er es ist. Es steht schließlich im *Spiegel*. Ein Garant für gute Recherche? Wohl eher ein Garant für hohe Auflagen.

Leider wird beim Lesen oft vergessen, wer die Artikel schreibt. Nämlich kein Experte für in diesem Fall gesunde Ernährung, sondern ein Journalist. Seine Aufgabe ist es, auflageträchtige Überschriften zu schreiben und nicht die Welt gut, neutral und fundiert zu informieren. *Der Spiegel* hat auf seiner Fahne nichts stehen von Helfen, Heilen oder Aufklären – wenn sich Gesundheitsthemen aber gut verkaufen, nun dann nehmen wir die. Es geht einzig um die Auflage.

Am »Vitaminartikel« (Aufmacher 03/2012 »Die Vitaminlüge«) konnte man dieses Phänomen gut erkennen. Von den Studien, die mit Vitaminen gemacht wurden, wurden die genommen (14 von ca. 100 Studien), die keine guten Ergebnisse hervorgebracht haben. Die mit signifikanten Ergebnissen wurden verschwiegen. Ebenso nicht erklärt wurde, warum bei einigen Studienteilnehmern keine messbaren Veränderungen gezeigt werden konnten. Denn zum Teil wurde nicht wirklich hoch dosiert, viele Teilnehmer stiegen vorzeitig aus der Studie aus usw. Der Schreiberling aber verfolgte sein Ziel, dem Journal, seinem Geldgeber gefiel es, deutsche Leser lieben es sowieso.

Was wir in Zeitschriften lesen sind Interpretationen und laienhafte Schlussfolgerungen von Studien – verfasst von Journalisten, die heute über Butter und morgen über die Klimakatastrophe schreiben. Selten nehmen wir die Studien selbst zur Hand. Nie geraten wir an die eigentlichen Quellen, an die Experten. Die journalistischen, kurzweiligen Interpretationen tragen wir treu weiter – und so werden die Geschichten immer wahrer und wahrer.

30...weil wir es dem Koch recht machen wollen

Wenn ich meine Tante besuche, dann gibt sie alles. Sie kocht, als käme eine Hundertschaft zu Mittag. Sie liebt es, zu versorgen und zu verwöhnen. In ihrer Generation lernten Mädchen selbstverständlich Hauswirtschaft und Kochen. Meine Tante entwickelte das Kochen zu einer wahren Leidenschaft. Es wurde ihr Lebensinhalt. Sie ist eine echte Virtuosin an der Herdplatte. Nun lebt sie seit Jahren allein. Meldet sich Besuch an, dann konzentrieren sich die Gedanken meiner Tante um die bevorstehende Bewirtung. Sie geht förmlich auf in der Aufgabe, durch köstliche Gerichte Freude zu machen. Das Sprichwort »Liebe geht durch den Magen« erfüllt meine liebe Tante mit Leben. Im besten Fall sitzt man mit gesundem Magen, Appetit und genug Hunger an ihrem Tisch und genießt die üppigen Leckereien, die sie auffährt. Im schlechtesten Fall macht man gerade Diät. Dann ist guter Rat teuer. Man hat nun folgende Möglichkeiten: Diät unterbrechen und einfach genießen; Diät halten und dankend ablehnen oder der Tante vorher die Umstände erklären und hoffen, sie schafft es annähernd, etwas Diättaugliches zu zaubern. Außer bei Möglichkeit 1 riskiert man die Harmonie: Meine Tante meint es so gut und ich lehne ihr Geschenk ab. Die schönste Anerkennung wäre doch für sie, dass ich mit gutem Appetit an ihrem Tisch sitze und es mir nach Herzenslust schmecken lasse. Ich kann ihr das einfach nicht antun. Also esse ich alles, was ich mir sonst verkneife – und morgen mache ich mit meiner Diät einfach weiter. Das wäre kein Problem, wenn ich meine Tante nur ein oder zweimal im Jahr besuchen würde. Nun ist es aber so gekommen, dass ich mittlerweile täglich dort zum Mittagessen bin. An ihrer Kochkunst und an ihrer Eigenart, viel zu viel zu kochen – den Rest kann ich ja für meine Lieben zu Hause mitnehmen ... – hat sich nichts geändert. Soll ich der Kochfreude meiner Tante meine Figurpläne opfern? Wird sie es verstehen? Was ist hier wirklich wichtig? Können wir nicht abnehmen, weil wir verpflichtet sind, es zum Zeichen der Anerkennung dem Koch recht zu machen?

31...weil wir Traditionen lieben

Ich kann mich gut an eine liebenswerte Kundin erinnern, die ca. 40 kg abnehmen wollte. Ihr Projekt lief ganz prima an und sie freute sich sehr über ihre Figurveränderungen, über weniger Knieschmerzen, die anerkennenden Worte ihrer Familie, weniger Luftnot usw. Das ging so positiv weiter über Monate hinweg, so dass ihre Kniegelenke ihr sogar bald erlaubten, zu walken, was ihr riesigen Spaß machte. Ich hätte damals nie geglaubt, noch mal von ihr zu hören, und wenn, dann in Form einer Nachricht weiterer Supererfolge. Doch es kam anders. Nach acht Monaten rief die Frau völlig aufgelöst bei mir an. Sie hatte, wie sie es ausdrückte, »einen schweren Rückfall erlebt« und sie werde und müsse das ja nun Jahr für Jahr erwarten. Wie?

Es war die Weihnachtsgans. Die Gans, die bunten Teller, die Marzipankugeln und Bratäpfel. Ich verstand nicht ganz. Die Gans?

So erklärte mir meine Kundin, was diese Leckereien in ihrer Familie bedeuten. Es ist unvorstellbar, die Advents- und die Weihnachtszeit ohne zu verbringen. Es käme einem Affront gleich, die Traditionen der Diät unterzuordnen. Im Coaching-Gespräch erkannte sie, wie fest sie verstrickt war mit der Tradition. Wie unmöglich es ihr erschien, daran etwas zu ändern. In Trance gelang sie zu der Erkenntnis, dass sie die Saison um Weihnachten mit dem Gefühl von Geborgenheit verband. Der Preis für die Geborgenheit im Schoß der Familie war, Einladungen, Beisammensein und Essensgepflogenheiten zu pflegen und zu genießen. Nur so konnte sie sich dieses Gefühl sichern. Ihr Unterbewusstsein sabotierte alle vernünftigen Versuche, sich einzuschränken oder das Stück Torte abzulehnen. Sie war wie ferngesteuert. Sie sah sich vor der Wahl: Gesundheit oder Geborgenheit. Keines von beiden wollte sie opfern. Zum Glück fand sie eine ganz persönliche Sowohl-als-auch-Lösung für ihre Situation, womit sie ihr Problem lösen konnte. Nun kann sich meine Kundin auf Weihnachten freuen, die Geborgenheit mit ihren Lieben genießen, ohne gezwungenermaßen Gans und Marzipan zu essen. Heute hat sie ihr Wunschgewicht – immer noch!

32...weil wir planlos sind

Mein Cousin Udo liebt Bergwandern. Seine Augen leuchten, wenn er davon erzählt. Lange Zeit bevor er sich auf eine Tour begibt, beginnt Udo mit der Planung. Er besorgt sich alle erdenklichen Informationen über das Gebiet und seine Besonderheiten. Er sucht Übernachtungsmöglichkeiten, weiß wo er seine Trinkflasche unterwegs auffüllen kann, wo mögliche Unterstände sind, falls ihn ein Gewitter überrascht, ob es angebracht ist, Steigeisen und Karabiner dabei zu haben, mit welchen Temperaturen er bei seiner Reisezeit zu rechnen hat usw.

Das hatte Udo bei seinen ersten Bergtouren noch anders gemacht. Er hatte sich gedacht: »Ich bin körperlich fit und kenne mein Ziel − fertig, los.« Das hatte dann damit geendet, dass er sich am zweiten Tag eine Blase gelaufen, aber kein Pflaster dabei hatte und deshalb mit seinem »offenen« rechten Fuß hatte zurückkehren müssen. Auf Udos zweiter Tour war er mit Blasenpflastern bewaffnet. Er brach diese Tour nach vier Tagen ab, da seine Ausrüstung für die unumgängliche Steilwand nicht angemessen war und er sein Leben riskiert hätte.

Seitdem bricht mein lieber Cousin gut vorbereitet zu seinen Touren auf.

Und wie gehen Sie auf »Abnehm-Tour«? Die meisten von uns total unvorbereitet. Ihr Körper hat zugenommen, also soll er wohl auch in der Lage sein, abzunehmen. Sie kennen Ihr Zielgewicht − fertig, los. Kein Wunder, dass Sie schon am ersten Geröllfeld scheitern! Dass das erste Buffet Sie zu Fall bringt, Sie sich beim sportlichen Vorhaben übernehmen. Sie sind nicht vorbereitet! Sie denken, dass Abnehmen etwas Natürliches ist, Sie nur ein oder zwei Dinge sein lassen müssten, dann würde der Körper automatisch auf Wunschfigur hinschlanken.

Abnehmen ist etwas Natürliches. Unsere Lebensumstände sind unnatürlich. Deshalb brauchen wir zum Abnehmen eine gute Vorbereitung. Wir brauchen einen Plan.

Ohne Plan tappen Sie in unzählige Fallen. Bedenken Sie: Wir sind ständig von Essen, Düften, Reizen und Schlemmereien umgeben. Evolutionär betrachtet wollen wir stets gut versorgt sein – für schlechte Zeiten. Das bedeutet, einem Essreiz und Überfluss geben wir nach und schlagen uns den Bauch voll. Da heute Reize und Überfluss nicht spontan und saisonal, sondern täglich und 24 Stunden auf uns wirken, müssen wir uns aktiv davor schützen, wenn wir abnehmen wollen. Morgens mit hohem Energielevel ist das Problem wesentlich geringer als abends, wenn wir ausgelaugt endlich entspannen wollen. Genau dann müssen wir vorbereitet sein, um nicht nach Yoghurt-, Käse- und Chips-Werbung im Fernsehen umgehend in die Küche zu wandern und zu essen.

33 ...weil wir keine Erfahrung haben

Jetzt, mit 130 kg, hat Martina einen Grundumsatz von über 2.000 kcal. Somit nimmt sie nicht merklich zu, wenn sie nach ihren normalen Mahlzeiten ein Stück Torte, Kuchen oder eine Eisschokolade schlemmt. Martina fängt an abzunehmen und die ersten 20 kg ist sie schnell los. Ihre tägliche Belohnung aus der Konditorei hat sie weiterhin. Nur mit einem jetzt veränderten, geringeren Grundumsatz nimmt sie dadurch zu. Martina will das nicht wahrhaben. Das Stückchen Kuchen hat ihr vorher nichts getan, warum soll es heute ihrem Ziel im Weg stehen?

Martina hat keine Erfahrung mit den jeweiligen Körpergewichten. Sie war nie zuvor in dem Alter, in dem sie jetzt ist, und lebte nie zuvor unter genau diesen Umständen. Also wie kann sie darauf bestehen, zu wissen, was sie zunehmen lässt? Das ist eine Illusion, die so genannte *Wissensillusion*!

Auch davon, dass der Körper mit steigendem Alter eine veränderte Stoffwechselsituation hat, weiß Martina nichts.

Spätestens ab 40 Jahren zeigt selbst bei schlanken Menschen der Zeiger der Waage langsam aber stetig nach oben und sie bemerken Bauch und Hüftansatz. Ein, zwei Kilo mehr pro Jahr sind das in der Regel – bei gleich bleibender Lebensart. Bis zum Rentenalter summiert sich das mitunter auf 20 bis 30 zusätzliche Kilo Körpergewicht.

Warum das so ist:

Mit steigendem Alter verändern sich unsere Körperzusammensetzung und unser Stoffwechsel. Der Körper war bisher auf Wachstum programmiert und stellt sich um auf Erhalt der Körpermasse. Dazu drosselt er den Stoffwechsel um bis zu 15 %. Deshalb sinkt der Energieverbrauch. Für dieselben Stoffwechselvorgänge verbrauchen wir nun weniger Energie. Dazu kommt, dass wir ab dem 30. Lebensjahr ca. 1 % Prozent Muskelmasse jährlich verlieren. Dadurch erhöht sich unser Körperfettanteil. Die Zellen, die Fett verbrennen, sind die Muskelzellen ... Jetzt wird klar, wie es langsam, aber sicher zu der veränderten Körperzusammensetzung kommt! Wir essen nicht mehr als zuvor und nehmen zu!

Sie, lieber Leser, wissen nun warum!

Außerdem verschiebt sich das Hormongleichgewicht. Hier sind Frauen stärker betroffen. Ab dem 40. Lebensjahr sinkt der Östrogenspiegel, was eine Fetteinlagerung am Bauch begünstigt. Dieser Prozess wird in den Wechseljahren verstärkt. Beide Geschlechter produzieren ab diesem Alter weniger Testosteron. Das verhilft nun auch den Männern zu Bauchgewächsen und verursacht eine Abnahme der Muskulatur. Beide Geschlechter haben jetzt weniger Somatropin, ein Wachstumshormon. Der hohe Spiegel dieses Hormons hat in der ersten Lebenshälfte fettabbauend gewirkt ...

Mit ihrem Unwissen ist Martina keine Ausnahme. Wir können nur mit dem »rechnen«, was wir kennen. So schließen wir von früher auf heute – was früher funktionierte, funktioniert auch jetzt. Von der Annahme müssen wir erst einmal ausgehen. Dabei ist gerade beim Abnehmen mit vielen Unbekannten zu rechnen. Unser Körper, genauer: unser Stoffwechsel, unterliegt einer Vielzahl von Einflüssen. Ein 20-jähriger Körper reagiert anders als ein 40-jähriger.

Würden wir zugeben, keine Ahnung zu haben, also nicht wissend zu sein, stünden wir nackt da und müssten uns informieren, überlegen, abwägen, die Ergebnisse aufmerksam beobachten und evtl. korrigieren usw. Da ist es doch viel einfacher, wir tun so, als wüssten wir Bescheid und wären keinen Deut älter als vor 15 Jahren. Vielleicht klappt es ja trotzdem. Ich lass die Scheuklappen lieber auf, denn Wissen fordert Verantwortung.

34...weil wir immer einen Grund haben

Menschen sind immer darauf bedacht, ihr Selbstbild zu schützen. Wir bemühen uns, dass andere ein bestimmtes Bild von uns haben. Deshalb rechtfertigen wir unser Handeln, indem wir reichlich Erklärungen dafür liefern. Wir sind also sehr darauf erpicht, unsere Gründe zu erklären – natürlich auch den Grund, warum wir noch dick sind. Denn wir wollen selbstverständlich einen guten Eindruck machen. Darum sorgen wir mit gesellschaftlich anerkannten Begründungen für Zustimmung von denen, die uns wichtig sind. Und mit jedem, der uns zustimmt, dass bei jeder Diät auch ein Stück Sonntagskuchen erlaubt sein müsse, sonst sei das Leben nichts mehr wert, blabla, wird unser Grund wahrer und unser Handeln richtiger.

Blöd nur, wenn wir viele Gründe haben und immer eine wirklich gute Rechtfertigung dafür und immer jemanden finden, der uns Recht gibt.

Das Ausmaß der gut begründeten Ausnahmen, die wir nutzen, wird erst wirklich deutlich, wenn wir uns vornehmen, *keine* Ausnahmen zu machen.

Dann gibt es da noch die offensichtlich schwerwiegenderen Gründe. Die verkappten Ausreden. Die anscheinend wissenschaftlich begründeten Gründe. Wie die von Markus und Maria:

Markus kennt den Grund, warum er partout nicht abnimmt: Er hat durch seine Schichtarbeit einen sehr unregelmäßigen Tagesablauf und Lebensstil. Und Untersuchungen haben ergeben, dass Schichtarbeiter oft übergewichtig sind. Außerdem kann er keinen Sport treiben, wenn er Frühschicht hat, weil er dann sehr früh schlafen muss. Nachdem er Sport gemacht hat, braucht er jedoch lange, um wieder »runterzukommen«.

Maria kennt ihren Grund ebenfalls, warum sie immer noch viel zu viel wiegt: Sie muss wegen ihrer rheumatischen Erkrankung täglich Kortison einnehmen und das führt, wie ein jeder weiß, zu vermehrter Fetteinlagerung.

Markus und Maria stehen für alle die, die nicht abnehmen können, weil sie ihre Gründe haben.

Nun bekommt Maria einen neuen Kollegen, der gefällt ihr unheimlich gut. Sie verliebt sich auf der Stelle in ihn. Sie glaubt es kaum, als er sie auch bemerkt und sogar nach einiger Zeit zum Essen einlädt. Maria ist überglücklich und über beide Ohren verliebt. Der neue Kollege ist Segler. Er ist so begeistert von seinem Hobby, dass er in jeder freien Minute raus aufs Wasser fährt. Bei seiner Begeisterung fällt ihm nicht auf, dass Maria, die er natürlich als Nächstes zum Segeln einlädt, ganz blass wird bei der Aussicht, auf einem kleinen Boot in die Nordsee zu stechen. Maria hat große Angst vor dem Wasser. Sie meidet jeglichen Wassersport und hat kein Schwimmbad mehr von innen gesehen, seit sie als Kind eine schlechte Erfahrung im Meer gemacht hat. Doch sie will dem smarten Kollegen um jeden Preis gefallen. Sie will nicht riskieren, dass er das Interesse an ihr verliert. So verschweigt Maria ihm ihre Angst vor dem Meer. Sie springt über ihren Schatten und geht tatsächlich mit ihm segeln ... Und was ist jetzt mit ihrer Angst vor dem Wasser?

Markus hasst es, in großen Menschenmengen zu sein. Das vermeidet er, wo es geht. Er nimmt zum Beispiel lieber eine U-Bahn später und vertreibt sich die Zeit nach der Schicht, als sich in einem überfüllten Waggon eingesperrt zu fühlen. Zu seinem 50. Geburtstag bekommt Markus eine ganz besondere Konzertkarte von seinem Bruder geschenkt. Eine einmalige Gelegenheit, seine Lieblingsband live zu erleben. Deren letzte Tour, das einzige Konzert in Deutschland – sein Bruder muss Himmel und Hölle in Bewegung gesetzt haben, um an die begehrten Karten zu gelangen. Markus' Problem mit Menschenmassen? Das ordnet er dem Event unter. Erstens will er diese Band live erleben und zweitens kann er seinen Bruder unmöglich enttäuschen.

Wenn wir etwas wirklich wollen, sind uns unsere Gründe schnurzpiepegal! Sie verkommen zu Schutzkonstrukten und haben plötzlich ausgedient.

35...weil wir Recht haben wollen

»E s geht einfach nicht weg!« – Diesen Ausspruch habe ich schon oft gehört. Gemeint ist hier Fett am Bauch, »Hüftgold«, Schwabbel am Oberschenkel usw. Angeblich hat der Mensch, der das sagt, schon alles versucht, um besagte Körpermasse zu vertreiben. Und er hat präventiv eine Erklärung mitgeliefert, warum bei ihm die normalen Strategien zum Abnehmen nicht greifen. Er ist sich da wirklich sicher, schließlich hat er genug Erfahrung mit seinem Körper. Er ist der Experte. Kurz: Er hat Recht.

Für seinen Geschmack schlittert er viel zu oft in diese elendigen Diskussionen über sein Gewicht. Im Nachhinein denkt er: »Mist, jetzt habe ich gar nicht so richtig zugehört, was meine nette Kollegin mir für einen Tipp geben wollte. Es könnte wertvoll sein, was sie zu dem Thema weiß, schließlich hat sie 10 kg abgenommen und offensichtlich noch nicht wieder zugenommen ...«

Aber in dem Moment, in dem es um seinen zu dicken Körper geht, schützt er sein Ansehen. Das ist ihm dann das Wichtigste, wichtiger als seine Gesundheit zu erhalten. Er will zu gerne Recht haben, wie wir alle. Und wenn er mit seiner Strategie nicht die erwarteten Ergebnisse erzielt, dann hat er sicher mit der Begründung Recht, wieso nicht.

Mit Rechthaberei können wir uns in unbequeme Lagen bringen. So ist es auch Mona ergangen. Mona hat mit Herbalife abgenommen. Am Anfang ging es recht schnell; sie war überglücklich und so hoch motiviert, dass sie sich sogar in einem Fitness-Studio angemeldet hat, um dort regelmäßig die Figurumformung voranzutreiben. Nach vier Monaten konnte Mona die Shakes nicht mehr sehen. Sie konnte nicht mehr wie anfangs ihre Abendmahlzeit mit dem Gemisch aus Pulver und Wasser ersetzen. Es ging einfach nicht. Mona brachte den Trunk nicht runter.

Das Problem ist, dass sie das nicht zugeben mag. Mona hat viel Geld ausgegeben und in ihrem Schrank steht Diätpulver für die nächsten sechs Monate. Ihre Freundinnen hatten ihr davon abgeraten, meinten, so eine Diät könne man nicht durchhalten – und Schleckermaul Mona schon gar nicht. Nun konnte Mona nicht zugeben, dass ihre Freundinnen Recht hatten. Sie zwang sich, solange es ging, zu vertuschen, dass sie die Herbalife-Diät nicht weiter durchzieht. Doch es war eine einzige Quälerei. Mona versuchte die Mahlzeit, die sie vorher durch einen Shake ersetzt hatte, einfach wegzulassen. Das ging zwei Tage gut, dann brach sie aus und schlug sich den Bauch voll. Manchmal dachte Mona über die Vorschläge ihrer Freundinnen nach. Sollten sie Recht haben?

Mona war damit beschäftigt herauszufinden, wer Recht hat und wer nicht. Es bannte ihre gesamte Aufmerksamkeit. Ihr Ziel, Gewicht zu verlieren und schlank zu bleiben, war weit in den Hintergrund gerückt. Ohne Rechthaberei könnten wir uns Vorschläge machen lassen und diese für uns überprüfen. Wieder und wieder überprüfen, bis *es* für uns funktioniert. Stattdessen ist es für viele von uns wichtiger, Recht zu haben mit dem, was wir einmal behauptet haben.

36...weil wir vom Abnehmen gute Gefühle erwarten

Thilo will jetzt wirklich sein Leben ändern. Er will viel besser zu sich sein. Mehr Selbstliebe walten lassen, gesünder leben und sich vernünftiger um seinen Körper kümmern. Diesbezüglich hat er sich einiges vorgenommen. Thilo wird nun allmorgendlich von seinem Nachbarn und Freund zum Joggen abgeholt, seine Frau kauft die Lebensmittel im Bioladen, er lässt Vorsorgeuntersuchungen machen, die für Männer in seinem Alter sinnvoll sind – und natürlich macht Thilo eine Diät, um den Bierbauch loszuwerden. Thilo findet, dass er die Kehrtwende in seinem Verhalten richtig gut angepackt hat. Er ist mit sich rundum zufrieden – jetzt geht es los, sein Leben als gesundheitsbewusster Mann.

Doch schon in der dritten Woche ist Thilo frustriert. Er fühlt sich gar nicht gesünder und besser als vorher. Dann kann er ja auch wieder mit seinen Jungs feiern gehen und seine geliebten Pommes mit Currywurst bestellen, statt den ganzen gesunden Kram zu beachten und diesen Aufwand zu betreiben. Außerdem ist die Haushaltskasse auch mehr belastet als früher. Und wofür?

Was ist passiert? Es sind Thilos Erwartungen. Sie haben sich nicht sofort erfüllt. Er hat direkt gute Gefühle erwartet. Außerdem wollte er belohnt werden. Erstens von seinem Körper mit Wohlgefühl, weniger Gewicht, mehr Energie etc., zweitens von seiner Umwelt. Er wollte hören, dass er alles gut macht, er wollte gelobt werden! Schließlich hat seine liebe Ehefrau doch was davon, wenn ihr Mann seine Gesundheit pflegt! Drittens war Thilo unbewusst dem Irrglauben aufgesessen, dass schlanke Menschen immer auch glücklich sind.

37...weil wir Abnehmen isoliert betrachten

In vielen Fällen misslingen Abnehmversuche, weil wir uns nur auf die Nahrungszufuhr konzentrieren und den gesamten Zusammenhang, also die zusammenwirkenden Körperfunktionen außer Acht lassen. Zum Beispiel hat sich jemand eine tolle Diät rausgesucht, die er mit Leichtigkeit durchführen kann, hat aber denselben zu hohen Stress im Beruf wie zuvor. Dann kann es gut sein, dass er keinen nennenswerten Gewichtsverlust erfährt, weil sein Cortisolspiegel im Blut durch den zu hohen Stress weiterhin dafür sorgt, dass alles, was er isst, sich schnell als Fett ablagert. So kommt selbstverständlich schnell Frust auf. Es ist also in diesen Fällen förderlich, gleichzeitig mit der Diät Stressmanagement zu betreiben.

Ebenso das Trinkverhalten. Trinkt jemand zu wenig Wasser oder eine andere neutrale Flüssigkeit, funktioniert der Stoffwechsel nicht optimal und das Abnehmen läuft schleppend.

Der dritte Pfeiler ist die Bewegung. Soll sehr viel Übergewicht abgebaut werden, kann es sein, dass die reine Einhaltung einer Diät nicht reicht, um das gewünschte Ziel zu erreichen. Sehr wirksam ist es hier, die Anzahl der »Kraftwerke« zum Fettverbrennen zu erhöhen! Das geht über Muskeltraining und Kraftübungen.

Darüber hinaus verlieren viele von Ihnen nicht das, was sie beim

Abnehmen verlieren wollen. Denn anstatt weniger Fett haben Sie am Ende der Diät weniger Muskeln (Eiweiß) und Wasser im Körper! Und fühlen sich nicht gut dabei, schon gar nicht so, wie sie es sich vorgestellt hatten. Das weiß jedoch kaum jemand. Denn allgemein ist das Gesamtköpergewicht *der* Parameter fürs Abnehmen.

Misst man allerdings nur das Körpergewicht, erfährt man nicht, aus *was* das verlorene Gewicht bestand.

Eine *Bioimpedanzanalyse* (BIA), die Messung der Körperzusammensetzung, kann hier Licht ins Dunkel bringen. Damit lässt sich in wenigen Minuten feststellen, wie viel Prozent aktive Zellmasse (= Muskeln), Fettmasse und Wasser der Körper derzeit hat. Nach einiger Zeit unter Diät wiederholt man die Messung und kontrolliert so, ob man *das* abgenommen hat, was man auch wirklich loswerden wollte – hoffentlich Fett. Muskeln baut der Körper mit den Jahren selbst ab, leider.

38...weil Essen lecker ist

Folgende Sätze oder Aufschreie höre ich oft, wenn es ums Abnehmen geht: »Das soll ich nun nie wieder essen?«, »Darf ich jetzt gar kein Eis mehr?«, »Was soll ich denn machen, wenn das ganze Buffet voll leckerer Dinge ist?«, »Nur noch Lebensmittel ohne Zucker? Bah, das mag ich nicht!« Im Umkehrschluss heißt das: Es ist unmöglich, abzunehmen, weil es unmöglich ist, weiterzuleben, wenn Essen nicht mehr lecker ist.

Dabei wird Folgendes übersehen:

Erstens: Unser Geschmack kann sich ändern. Es ist schnell machbar, sich sehr süßes Essen abzugewöhnen, so dass überzuckertes Essen keinen Genuss mehr darstellt.

Zweitens: Der Ansatz ist völlig falsch. Essen dient der Ernährung unseres Körpers und nicht der Befriedigung irgendwelcher psychischen Bedürfnisse. Wir haben irgendwann den Anspruch entwickelt, dass das, was ich esse, mir auch besonders gut schmecken muss. Wir haben ja schließlich die Auswahl! Nur in der Folge essen wir irgendwann, *weil* es lecker ist, nicht weil wir die Nährstoffe brauchen. Und da liegt das Problem. Wir missbrauchen Essen. Da sehen wir etwas, was uns schmecken wird, und wir essen es, weil uns ein paar mehr gute Gefühle jetzt sicher gut täten.

Die Wurzeln liegen oft bereits in unserer Kindheit. Unsere Eltern wollten, dass wir essen. Das funktionierte am besten mit den Dingen, die wir mochten. Und so bekamen wir weiterhin das, was wir mochten, und nicht etwa nur ausreichend Nahrung, um alle Körperfunktionen aufrechtzuerhalten. So ist der Anspruch entstanden: »Es muss unbedingt schmecken!«

Wir untersuchen jede neue Kostform oder Diät akribisch auf die Dinge, die uns das Essen vermiesen könnten, weil sie uns nicht so gut schmecken.

Wir haben aus dem Blick verloren, wozu uns Essen diente: gute Gesundheit und starker Körper, um den widrigen Lebensumständen zu trotzen und uns Leiden und Krankheit zu ersparen.

Essen, weil es lecker ist, ist wie etwas kaufen, weil es preiswert ist, statt es zu kaufen, weil ich es tatsächlich brauche.

39...weil wir nicht an Ursache und Wirkung glauben

Würden Sie einen Schluck aus einer Rattengiftflasche nehmen? Die mit dem warnenden Totenkopf und der durchgestrichenen Ratte?

Würden Sie einen Teller Bratkartoffeln essen? Und am nächsten Tag Kartoffelbrei, am übernächsten Pommes, dann Salzkartoffeln,

Pellkartoffeln, morgens, vormittags und abends Brote, sonntags Brötchen, beim Italiener Pasta, ...?

Ich nehme an, Sie haben auf die erste Frage mit Nein und auf die Zweite mit Ja geantwortet. Denn Sie wollen sich nicht schaden.

Nur, schaden tut beides: Gift und Kohlenhydratmast. Der Unterschied liegt in der Geschwindigkeit. Gift wirkt kurz und heftig – unmittelbar. Auf unsere Handlung folgt direkt die Konsequenz.

Kohlenhydratlastige Lebensmittel hingegen zerstören unseren natürlichen Insulinstoffwechsel innerhalb von mehreren Jahren und bringen uns langsam um. Selbstverständlich wurden wir zuvor Diabetiker, bekamen Medikamente, ja, mein Gott, Diabetes bekommt ja fast jeder im Alter, oder? Stimmt! Durch Zuckerüberschuss. Jede Kartoffel, Nudel, Brotscheibe wird im Körper zu Zucker abgebaut. Vollkornbrot oder Streuselkuchen, dem Körper ist die Quelle wurscht. Unsere Insulinrezeptoren auf den Zellen erleiden bei zu hoher Zufuhr – die Empfehlungen der DGE sind eindeutig zu hoch! – einen Kollaps und werden insulinresistent. In Folge kann kein Zucker mehr in die Zelle gelangen. Im Blut bleibt ein Zuckerüberschuss; es herrscht ein hoher Blutzuckerspiegel. Darauf folgt die Insulinresistenz. Diabetes wird diagnostiziert. Viele andere Diagnosen, unschön, doch mittlerweile normal, folgen, die Sie dank des medizinischen Fortschritts überleben.

Da uns Kartoffeln & Co also indirekt, über Umwege und über einen gewissen Zeitraum schaden, nehmen wir den Zusammenhang nicht wahr. Wie sollten wir auch, solange diese Lebensmittel als gesund und notwendig propagiert werden, ja, sogar Diabetiker aufgefordert werden, Kohlenhydrate zu essen. Wir kennen auch niemanden, der gerade noch die Pommes auf der Zunge hatte und im nächsten Moment tot umfiel. Wir sehen die Wirkung nicht und vermeiden es, uns mit den diesbezüglichen Resultaten der Wissenschaft und Forschung auseinanderzusetzen.

Denn der Kartoffelsack trägt keinen Totenkopf, nicht einmal Kuchen ist als gefährlich für unsere Gesundheit gekennzeichnet. Ursache & Wirkung? So schlimm wird's nicht sein, glauben und hoffen wir. Denn Kohlenhydrate sind billig, lecker, machen satt und sind überall zu haben. Erwarten Sie bitte keine Warnschilder von Ihrem Bäcker. Deklarieren Sie für sich die Luxusmenge Kohlenhydrate, die Sie gesund erhält, weil sie zu Ihrem Lebensumstand (Energieverbrauch, Gesundheitszustand, Alter usw.) passt. Für seine Gesundheit ist jeder selbst zuständig.

40...weil es Fernbedienungen gibt

Julia steht gedankenverloren an der offenen Kühlschranktür und isst. Sie stopft mit stumpfem Blick wahllos diverse Speisen in den Mund. Julia hat in diesem Moment keinen Zugang zu ihren Bedürfnissen. Sie isst, ohne dass ihr Körper hungrig ist. Ihr Verhalten vor dem Kühlschrank gleicht ihrem Verhalten vor fünf Minuten – auf ihrem Sofa vor dem Fernseher. Julia hat, ohne es wirklich bewusst zu entscheiden, den Fernseher eingeschaltet. Aus Gewohnheit würden Sie sagen. Sie wollte nichts Bestimmtes sehen, hatte nicht im Programmheft nachgesehen, was momentan läuft. »Nur mal eben durchzappen; vielleicht läuft ja was, was mir gefällt«, denkt sie. Das ist nicht der Fall. Doch anstatt das Gerät nun auszuschalten, bleibt sie (wie so oft) sitzen und schaltet alle 50 Sender mehrmals durch.

Wir können uns leicht vorstellen, dass das keine guten Gefühle macht, dass dieses Verhalten nicht befriedigend ist, dass Julia danach nicht gleichmütig und zufrieden ist. Und das ist auch so. Julia bleibt ohne Ergebnis auf der Suche nach Erfüllung und Ausgleich für ihren harten Arbeitstag, für die unfreundlichen Kunden, die nervige Busfahrt usw.

Fernsehen funktionierte mal wieder nicht als Befriedigung. Sie geht zum Kühlschrank. Mal sehen, was der zu bieten hat. So oder so ähnlich laufen Julias unbewusste Gedanken ab.

Sie kommt nicht mehr auf die Idee zu überlegen, was sie gerade braucht! Was ihr Körper braucht – und ihre Seele. Es soll keine Mühe machen, befriedigt zu sein. Der lange Tag an der Supermarktkasse war schon mühevoll. Den Fernseher einschalten oder kurz was im Mund spüren, ist einfach und schnell verfügbar.

Will man abnehmen, muss man es »zur Chefsache« machen. Damit geht einher, dass man die meiste Zeit fokussiert ist. Mehrmals hintereinander 50 TV-Sender durchzuschalten, ist kein fokussiertes Verhalten. Damit entfernen wir uns von einer zielgerichteten Lebensweise, die aber für unser Vorhaben unbedingt nötig ist. Denn um unser überflüssiges Körpergewicht loszuwerden, ziehen wir nicht auf einen neuen Planeten oder auf eine Almhütte. Wir bleiben in der bekannten Umgebung und sind weiterhin der Reizüberflutung ausgesetzt. Beim Fernsehen setzen wir uns besonders vielen Nahrungsreizen aus. Wir sehen also abends, nach einem erschöpfenden Arbeitstag fern und merken nicht, dass wir nicht gefeit sind gegen das Angebot, das wir in der Werbung sehen. Es beeinflusst uns. Wir müssten uns aktiv dagegen wappnen. Zum Beispiel, indem wir nur satt fernsehen, Werbung konsequent wegschalten, es uns verbieten, vor dem Fernseher zu essen, eine Mediendiät machen ... oder eben bewusst fernsehen, statt uns damit zu vernebeln.

41 ...weil wir auf den St. Nimmerleinstag warten

»D er richtige Zeitpunkt ist immer jetzt.« Oh, wie Stefanie diesen Spruch hasst! Der kommt jedes Mal von ihrer besten Freundin, wenn Steffi ihr erklären will, dass sie momentan keine Chance habe, abzunehmen. Egal, was sie tue, es sei einfach nicht der richtige Zeitpunkt. Stefanie ist nicht dumm. Sie hält es tatsächlich für unmöglich, einfach jetzt und sofort anzufangen. Sie hofft darauf, sich innerlich und äußerlich und mit ihrem ganzen Leben aufs Abnehmen einstellen zu können. So dass sie richtig Lust darauf hat. Mehr Lust als aufs Essen. Und sie ist sich sicher, dass sie den richtigen Zeitpunkt erkennt, wenn er gekommen ist. Was Stefanie versucht zu vermeiden, ist ein möglicher Misserfolg. Sie weiß, wie schwer es ist, so etwas zu verkraften. Und, dass es von Mal zu Mal schwerer wird. Deshalb will sie alles richtig machen. Das Richtige tun und das Falsche lassen und alles zum richtigen Zeitpunkt. Der ist irgendwie nie gerade jetzt. Genau jetzt anzufangen, würde fehlschlagen. Stefanie weiß also genau, wann falsche Zeitpunkte sind. Dann ist es doch nur logisch, dass sie zu wissen meint, wann ein Zeitpunkt richtig ist. Toi, toi, toi, Stefanie!

Das berühmte Warten auf den »richtigen Zeitpunkt«. An dieser Stelle richten wir unseren Verstand gegen uns. Wir als hoch entwickelte Säugetiere haben mehr Möglichkeiten als zum Beispiel Katzen. Katzen leben und handeln reizgesteuert. Muschi sieht ihre Beute und schon langt sie hin. Muschi kann ihr Verhalten nicht planen, sondern ist dazu verdammt, dass auf einen Reiz A sofort Handeln A' folgt. Menschen dagegen besitzen Verstand und Bewusstsein. Nutzen wir unseren Verstand, so können wir unser Handeln planen. Das bedeutet, wir müssen nicht schon im Supermarkt die Chips-Tüte aufreißen und zuschlagen, sondern können den Reiz unterdrücken, bis wir im Auto oder sogar zu Hause sind. Wenn das möglich ist, können wir auch den Tag festlegen, an dem wir unser Verhalten ändern, womit wir beginnen, wann wir das Ergebnis überprüfen usw. Eben all diese Vorgänge, die Sie, lieber Leser, sehr wahrscheinlich aus Ihrer Arbeitswelt kennen. Eine Katze könnte Ihre Arbeit nicht übernehmen, sie hat keinen Verstand. Menschlicher Verstand mit der wunderbaren Eigenschaft der Vorausschau und des Planens. Tolle Sache.

Wenn wir auf den richtigen Zeitpunkt warten, dann hoffen wir, eines Tages das Gefühl zu haben, dass wir es jetzt schaffen können. Der richtige Zeitpunkt wird zu einem Mysterium. Dann soll alles passen und besonders gut gelingen, bzw. *nur dann* gelingt es.

Was denken Sie, gibt es den »richtigen Zeitpunkt«? Wissen Sie, dass der noch kommt? Werden Sie ihn dann erkennen? Kommt der mehrmals? Hält er an? Leben Sie dann noch?

Wie Sie sehen, einige Unbekannte begleiten Sie beim Warten auf den richtigen Zeitpunkt. Fakt ist: Es gibt ihn und er ist immer *jetzt*. Wem möchten Sie ernsthaft etwas anderes weismachen? Sie haben doch Verstand – oder?

Warten auf den richtigen Zeitpunkt – nicht mehr und nicht weniger als eine gesellschaftlich anerkannte Verzögerungstaktik.

42...weil wir nicht rechnen können

In der *Apotheken-Umschau* (November 2012 B) lese ich von Forschungsergebnissen – genauer von Schlussfolgerungen nach Analyse von neun Studien mit über 55-jährigen Übergewichtigen. Demnach wirken sich jede 100 mg Magnesium, die mehr aufgenommen werden, senkend (12 %) auf das Risiko aus, an Darmkrebs zu erkranken. Prima, her mit dem Stoff! Vorgeschlagen werden die leckeren Magnesiumquellen: Bohnen (welche? hier bleiben wir im Dunkeln), Vollkornnudeln und Cashewkerne.

Jetzt habe ich mal nachgedacht - über die guten Vollkornteigwaren, deren Hauptbestandteile Kohlenhydrate sind. Dass nicht das Nahrungsfett, sondern die Kohlenhydrate am Übergewicht schuld sind, das scheint jetzt auch hinreichend bewiesen (möchten die Teigmafia, Bäckerinnung & Co nicht laut werden lassen, klar, verstehe ich). Übergewicht ist maßgeblich an der Entstehung von Darmkrebs beteiligt. In vielen Arbeiten wird gezeigt, dass die massive Kohlenhydratbelastung des heutigen Menschen in seinem Darm grundsätzlich eine Entzündung produziert. Und dass Entzündungen Krebs Vorschub leisten.

Also wenn das alles so ist, dann kann doch kein Experte dem Übergewichtigen im Ernst zu einer Riesenportion Kohlenhydrate raten, um damit das Darmkrebsrisiko zu senken! Denn um 100 mg Magnesium mehr aufzunehmen, müssten wir nahezu 230 g Vollkornnudeln (Rohware!) zusätzlich essen! Das wiederum würde den Übergewichtigen mit unnötig vielen Kohlenhydraten versorgen. Zwei wirklich große Portionen mit insgesamt 156 g Kohlenhydraten. Wozu braucht er die? Ist er Bauer oder Bauarbeiter? Hat er vor, einen Marathon zu laufen? (Denn mit der Menge Kohlenhydrate kann ein Mensch vier Stunden laufen.) In 200 g Zander allerdings befinden sich schon 100 mg Magnesium. Null Gramm Kohlenhydrate. Aber »böse« 38 g Eiweiß, davon rät uns die DGE ja ab! Sie meint doch tatsächlich, wir Deutschen würden eh schon zu viel Eiweiß aufnehmen.

Eiweißmengen-Empfehlungen – ein weiteres trauriges Thema. Selbst die DGE ist jetzt soweit, zu 0,8 g Eiweiß pro kg Körpergewicht zu raten. Wen kennen Sie, der das mit seiner vollwertigen Mischkost schafft – und zwar unter Einhaltung der Empfehlung, nur ein- bis zweimal wöchentlich Fleisch zu verzehren? Kennen Sie jemanden, der zu viel Eiweiß verzehrt? Bei welcher Bevölkerungsgruppe hat die DGE die hohen Eiweiß-Verzehrmengen eigentlich gefunden?

Zurück zu Ihnen: Haben Sie eine Ahnung, wie viel Joghurt Sie zum Beispiel essen müssten, um Ihre 65 kg Körpergewicht optimal mit Eiweiß zu versorgen? Treu der Empfehlung streben Sie 0,8 g Eiweiß/kg Körpergewicht an, das entspricht ca. 52 g Eiweiß. Umgerechnet bedeutet das, Sie äßen 1,5 kg Joghurt oder 565 g Quark oder 420 g Hüttenkäse oder 800 g Vollkornbrot oder 700 g dicke Bohnen oder 5 kg Tomaten – denn darin stecken jeweils 52 g Eiweiß! Schaffen Sie das täglich? Sie sehen, selbst um auf die knapp bemessene Menge Eiweiß zu kommen, ist es nötig, sich um effektive Eiweißquellen zu kümmern. Hielte man sich an Mischkost aus Vollkornbrot und Obstmüsli mit Joghurt, bliebe man leider unterversorgt.

Fängt man erst an zu rechnen, taucht so viel geschriebener Blödsinn auf, der jegliches Vertrauen in das nimmt, was Experten so von sich geben bzw. was von Studien an die Öffentlichkeit gelangt. Denn wer kriegt schon die Studienergebnisse bzw. die akzeptierten Publikationen in die Hand? Und wer versteht, was dort geschrieben steht? Worauf wir uns beziehen, worüber wir diskutieren, das sind Schlussfolgerungen von Schreiberlingen. Die müssen nicht vom Fach sein, die müssen für interessante Artikel sorgen. Ich empfehle: Nicht glauben, nachrechnen!

Ach ja, Magnesium ... brauchen wir unbedingt zur Fettverbrennung. Magnesium macht auf zwei Wegen schlank: Der Körper kann mehr Mitochondrien (Kraftwerke = Verbrennungsöfen in unseren Muskelzellen) aufbauen und Magnesium entstresst, was ein weiterer wesentlicher Faktor für erfolgreiches Abnehmen ist.

Magnesium kann man als Pulver kaufen und in Wasser rühren, kinderleicht und ganz ohne zusätzliche Kalorien.

43...weil wir normal sein wollen

Claudia hat als Kind gelernt, dass es gut ankommt, am Tisch »gutes« Benehmen zu zeigen. Ihre Eltern gaben es ihr immer und immer wieder mit auf den Weg, sich ja gut zu benehmen. »Gut« bedeutet für Claudia, dass Sie isst, was auf den Tisch kommt und ihren Teller leer isst. Das gilt natürlich besonders, wenn sie Gast ist. »Möglichst wenig auffallen!«, war ein mantra-artiger Hinweis des Vaters. Die Erziehung sitzt tief. Claudia hat dieses Benehmen nie in Frage gestellt und außerdem hat es sehr gut funktioniert. Als sie zum Beispiel in der 7. Klasse für einen Schüleraustausch nach Frankreich fuhr, konnte Claudia sich bei Tisch in der Gastfamilie um die schwierige Kommunikation in der fremden Sprache kümmern und musste sich weniger Gedanken um das ungewohnte Essen machen, denn sie wusste ja, sie würde alles essen, was man ihr vorsetzt. Nach einer Extrawurst zu fragen, käme ihr nicht in den Sinn.

Selbst wenn sie etwas nicht sonderlich appetitlich findet, sie würde essen, was ihr angeboten wird. Claudia hat ihr Benehmen bis heute nicht hinterfragt. Sie ist heute 57 Jahre alt und es wäre ihr unheimlich unangenehm, einen Gastgeber zu bitten, ihr eine Extrawurst zu braten. Wenn sie mal wieder Diät macht, unterbricht sie diese für jede Einladung. Es wäre ihr nicht recht, wenn sie erklären müsste, wieso sie nun so oder so isst. Außerdem könnte es ja auch sein, dass sie plötzlich doch Appetit auf das Dessert bekommt, das sie gerade abgelehnt hat ... Die Rechtfertigung dafür wäre ihr noch unangenehmer. Ihre größte unbewusste Absicht ist immer noch, nicht aufzufallen und normal zu sein. Claudia bleibt lieber der pflegeleichte Gast, dem alles schmeckt, der alles isst, der keine Mühe macht und keine eigenen Bedürfnisse einfordert. Sie fürchtet sich vor Aufmerksamkeit für ihre Person und vermeidet sie auch erfolgreich mit der jahrzehntelang einstudierten »Für-mich-keine-Extrawurst-Tugend«.

Tugendhaft zu sein, zieht sie dem Abnehmen vor. Hoffentlich hat Claudia nicht zu viele Einladungen zum Essen.

Wie ist das bei Ihnen? Konventionen oder Gesundheit? Was ist Ihnen wichtiger?

44...weil wir faul sind

Lucy, unsere Steinzeitvorfahre, war auch faul. Sie war faul, wann immer es ging. Das sah zwar nach heutigen Gesichtspunkten nicht so aus, dennoch war das Faulsein für Lucy überlebenswichtig. Sie konnte es sich nicht leisten, Energie zu verschwenden, denn unter Umständen musste sie für die Nahrungsbeschaffung am nächsten Tag besonders weit und beschwerlich laufen. Deshalb war es nötig, dass sie mit ihrer Kraft und Energie gut haushaltete. Sie war auch definitiv besser, weil wärmer, dran mit einer gewissen Speckschicht unter ihrer Haut. Doch für Kraft und Energie musste Lucy erstmal Energie aufnehmen, also essen. Das wiederum musste sie sich erst beschaffen und täglich einen ca. 30 km langen Marsch in Kauf nehmen, was wiederum Energie verbrauchte. Lucy bewegte sich deshalb nur so viel wie nötig am Tag.

Heute ist das anders. An Energie in Form von Nahrung zu kommen, erfordert keinerlei Energieaufwand mehr. Wenn wir wollen, wird uns das Essen bis auf den Tisch gebracht.

Viele unserer archetypischen Programme regieren uns jedoch weiterhin. So auch die Faulheit. Wir sind also alle immer noch grundsätzlich faul. Der eine mehr, der andere weniger ausgeprägt. Das machen sich Hersteller aller Branchen zunutze und produzieren Dinge für uns, die unser Leben noch einfacher und es uns besonders leicht machen, Nahrung, also Energie, aufzunehmen: Fertiggericht, Pizzadienst, Mikrowelle, Essen auf Rädern, Tööt to go, Drive-in, Lebensmittel online kaufen und so weiter.

Mit unserer Faulheit wird viel Geld verdient. Mir fiel auf, dass ich als Verbraucher schon »betreutes Essen« erwarte, wenn ich auf der Packung Scheibenkäse den Hinweis suche, wo man ziehen muss, damit die Packung optimal geöffnet wird. Maximales Faulsein funktioniert bestens zum Überleben. Und wenn das Laufen erst zu beschwerlich wird, dann ist ja zum Glück der Rollstuhl schon erfunden.

Es gilt zu erkennen, dass es eines aktiven Gegensteuerns gegen das genetisch festgelegte Faulfieber bedarf, um abzunehmen. Ich kann mir vorstellen, dass Lucy auch das Auto zum Jagen genommen hätte, wäre das möglich gewesen.

45...weil wir keine Geduld haben

Ein Gesetz im Marketing heißt: »Die Nachfrage bestimmt den Markt.« Wenn also der Markt voll von Produkten zum schnellen Abnehmen ist, herrscht demnach eine große Nachfrage diesbezüglich. Oberflächlich betrachtet, vergeht keine Woche, in der die Frauenzeitschriften nicht mit einer Diät auf sich aufmerksam machen, mit der man besonders leicht und schnell abnimmt. Demnach gibt es viele Menschen mit dieser unreifen Erwartung. Im Frühjahr fällt uns anscheinend kollektiv wieder ein, dass der Sommer naht und wir momentan keine gute Figur im Bikini machen, dass wir also wie jedes Jahr Diät machen müssen. Eine Bikini-Diät als feste Einrichtung, jährlich wiederkehrend, wie Fasching, Ostern, Urlaub, Oktoberfest. Und mal Hand aufs Herz, haben Sie auch schon einmal die Hoffnung gehegt, dass das Versprechen: »5 kg in einer Woche abnehmen« wahr sei?

Menschen, die leiden, hoffen insgeheim auf Wunder. Hoffen, dass das Fett, das sich über die Jahre angesammelt hat, schnell verschwindet, wenn sie sich erstmal fürs Abnehmen entschieden haben.

Fett verlässt den Körper, indem es verbrannt wird. Verbrannt wird Fett nur in den Muskeln. Manche von uns haben sehr wenig davon, brauchten nicht viele zum Überleben als »Sofa-Zombie«. Der Körper hat sich den Anforderungen angepasst und Muskelmasse abgebaut. Wollen wir also abnehmen, sprich: Fett verbrennen − denn Knochen, Haut und Muskeln wollen wir nicht abnehmen − dann müssen wir bestimmte Umstände schaffen, damit unsere Muskeln das Körperfett verbrennen. Selbst unter optimalen Bedingungen ist die Menge Fett, die ein Körper täglich verbrennen kann, begrenzt.

Ein Kilo Körperfett entspricht 7.000 kcal. Liegen Sie einfach nur auf dem Sofa, verbrauchen Sie im Schnitt täglich etwa 1.500 kcal (Grundumsatz), je nach Größe Ihrer Muskelmasse. Sie würden mit

Herumliegen, also in sechs Tagen ein Kilo Fett loswerden. Das *wäre* so, wären da nicht die Fette, die Sie in diesen sechs Tagen mit der Nahrung aufnehmen. Die kommen wieder rein, in den großen Fetttank. Wie groß ist der bei Ihnen? 10 kg, 20, 50? Sie können ihn selbst mit den Händen zum Beispiel am Bauch greifen.

Die Fettschmelze braucht ihre Zeit. Weiterhin braucht es Fettverbrennungsenzyme und Mitochondrien. Chrom, niedrigen Cortisolspiegel usw. braucht es auch. Wenn Sie jetzt an Ihre letzte Diät denken, schnell waren die fünf Kilo laut Waage runter! Jetzt hegen Sie berechtigte Zweifel daran, dass das keine fünf Kilo Fett waren.

Abnehmen braucht Zeit und Geduld, weil man sein Leben verändern muss, weil es dafür keinen Masterplan gibt, sondern man nur durch »Versuch und Irrtum« herausfindet, was man durchhält und was von den kursierenden Empfehlungen zum persönlichen Ziel führt.

Und Sie, lieber, (noch) dicker Leser, Sie sind nicht mit 30 kg Übergewicht eines Morgens aufgewacht. Seien Sie ehrlich, Sie haben nicht plötzlich drei Kleidergrößen übersprungen! Gut Ding will Weile haben − der Speck braucht seine Zeit, beim Drauf sowie beim Runter.

46...weil wir nicht an das Ergebnis glauben

Eike denkt, dass es zwar schön wäre, wenn sie so schlank und attraktiv wäre wie ihre beste Freundin Silke, jedoch glaubt sie nicht wirklich daran, dass dieser Tag kommt.

Das heißt nicht, dass Eike aufgegeben hat, dass sie ihre Träume begraben hat oder dass Eike pessimistisch wäre. Es ist nur so, dass Eike nicht für das Ergebnis brennt. Sie ist lediglich im *Traum-Modus*.

In diesem Modus gibt es nichts zu tun – nur angenehme Wunschvorstellungen zu pflegen und auszuschmücken. Wie ein Hobby. Die eigentlich körperliche Erfahrung jedoch, eine schlanke und attraktive Frau zu sein, wie Silke, behält Eike sich vor. Sie glaubt nicht wirklich daran, ihre Träume zu erleben und selbst zu erschaffen. Es ist wie ein abstraktes Gebilde, wie etwas Irreales. Silke empfiehlt ihrer Freundin, sich Zwischenziele zu setzen. Silke stellt schnell fest, dass sie ihre Freundin nur schwer davon überzeugen kann, dass fünf Kilo weniger Gewicht zu erreichen und das neue, niedrigere Gewicht zu halten, schon ein echter Erfolg wären. Diese Vorstellung, sich über nur fünf Kilo weniger zu freuen, ein Ergebnis, das wahrscheinlich von keinem Außenstehenden wahrgenommen wird, diese Vorstellung hat nichts Inspirierendes für Eike. Im Gegenteil, sie ist deprimiert. Eike hält lieber weiter an ihren Träumen fest. Darin ist Eike gertenschlank und gut gebaut, durchtrainiert, sonnengebräunt, schier makellos. Utopisch! Wie Frauen im Katalog – nur dank Photoshop sehen die so aus! Menschen lieben es, zu träumen. Träumen ist erholsam, bringt kreative Höchstleistungen hervor, kann unsere Stimmung beeinflussen, kann sogar therapeutisch genutzt werden. Eike liebt ihren Traum auch und ist nicht gewillt, ihn platzen zu lassen und im wirklichen Leben den Weg zur »Traum-Eike« zu gehen. Vielleicht ist die »Traum-Eike« extra-utopisch, damit es nie Wirklichkeit wird und alles so bleibt, wie es ist? Wenn sie gerade nicht träumt, will Eike realistisch sein. Für sie bedeutet das, dass es theoretisch möglich wäre, so schlank und vital wie Silke zu sein, dass sie jedoch selbst nicht das Durchhaltevermögen für den Weg dorthin hätte.

Solange wir etwas, das von unserem persönlichen Einsatz abhängt, für unmöglich halten, können wir es nicht erreichen. Die Begrenzung ist im Kopf, besser gesagt in unseren Gedanken, also in unserem Geist.

Erst als es zum ersten Mal jemandem gelang, die 100-Meter-Sprintstrecke unter 10 Sekunden zu laufen, hielt man dies für möglich. Dann konnten andere es auch schaffen und tun es heute noch.

47...weil wir zweifeln

Gestern hat Beate wieder gefressen. Bis abends verhielt sie sich, wie sie es geplant hatte. Und dann konnte sie ihren Hunger nicht weiter ignorieren. Vielleicht war es kein echter Hunger, vielleicht war es auch dieser unbändige Jieper auf Chips, der meist so groß wird, dass Beate über die Tüte Chips herfällt wie ein Tier.

Das war gestern. Heute hat Beate wieder vor, sich an ihre Diät zu halten. Schließlich will sie wirklich abnehmen und weiß, was sie tut. Chips gehören nicht zu ihrem Diät-Plan. Doch leider sind Chips immer »im Haus« – wenn auch nicht direkt in ihrer Wohnung, so doch in der 24-Stunden-Tankstelle gleich nebenan.

Jetzt ist schon Mittag und Beate hält sich noch streng an ihren Plan. Trotzdem fühlt sie sich nicht hundertprozentig wohl damit. Was Beate belastet, sind ihre Zweifel. Mit diesen Zweifeln leben – und das gilt für uns alle – ist wie mit den Händen am Rückspiegel statt am Lenkrad zu fahren, heißt, sich immer nach hinten zu orientieren. Unser Ziel jedoch steht vor uns. Wir verlieren es aus dem Blick, wenn wir uns auf altes Verhalten konzentrieren. Nach hinten blickend, sehen wir unsere Misserfolge, Niederlagen und »Vergehen«. Da wir weiter vorwärts gehen, jedoch nicht auf den Weg vor uns schauen, stoßen wir immerzu an und holen uns Beulen und Schläge. Diese negativen Erfahrungen häufen sich an und verfestigen sich im Bewusstsein. Das ist ein wichtiger Punkt, der zu verstehen ist. Wir sammeln praktisch – wenn auch unbewusst – Beweise dafür, dass wir stets Misserfolge erleben. Die Unsicherheit wächst. Wir zweifeln daran, genug Kraft und ausreichend Biss zu haben, geplante Vorhaben umzusetzen. Das wiederum lässt uns noch wachsamer den gestrigen Tag betrachten.

Die eigentliche Krux daran ist unsere Schlussfolgerung. Denn wir schlussfolgern leider, dass unsere chronischen Fehlschläge realisierte Zweifel sind. Wir bekommen also irgendwie Recht mit unserem Aufpassen, mit unseren Zweifeln. Beate ahnt schon ihren nächsten Fehltritt, achtet nicht auf das, was sie eigentlich vorhat, achtet nicht auf ihre Vorwärtsbewegung – und »Zack!«, schon wieder an Chips gedacht – wegen der Geschichte von gestern.

Zweifeln ist eine aggressive Form der Bequemlichkeit. Zweifel sind es, die uns in unseren alten Spuren halten. In den Spuren, die wir (ach ja!) *verlassen* wollten, doch in denen wir vor lauter Zweifeln an unserem Können, an unserem Vermögen, bleiben.

48...weil wir denken, wir wären disziplinlos

Mit der 68er-Bewegung veränderte sich die Gesellschaft grundlegend. Es war die Zeit der Auflehnung, sogar der Revolution. Für junge Menschen war es besonders wichtig, alle herrschenden Werte in Frage zu stellen. Alles, was an Tugenden wie Disziplin erinnerte, wurde mit Kaserne in Zusammenhang gebracht. Es entstand eine neue Kultur, die ihre eigenen Werte pflegte und verteidigte, genau wie die verhassten Gegner, wie die »Spießer« es für ihre Werte taten. »Gammler« war ein Schimpfwort für die einen und ein Prädikat für die anderen. »Sport« wurde mit Schulsport verknüpft, »Schulsport« mit Drill, »Drill« mit der verachtenswerten, kriegerischen Vergangenheit. Aus der Politrevolution formte sich eine neue Kultur. Die Kultur der Verweigerer. Faulsein wurde nicht mehr geahndet, sondern in der Jugendkultur mit Anerkennung belohnt. Genauso waren Durchhaltevermögen und Biss keine erstrebenswerten Attribute mehr. Es kam ja auch nicht mehr auf diese Eigenschaften an; die Gesellschaft konnte sich einige Faule nun »leisten«. Das führte zu folgender Entwicklung: Die 68er-

Generation zeugte selbst auch Kinder, gab denen die eigenen Werte weiter, so dass statt Disziplin, die freie persönliche Entfaltung der Kinder gefordert und gefördert wurde. Freie Entfaltung kann jedoch nur förderlich sein, wenn dadurch die Gesellschaft und die persönliche Gesundheit keinen Schaden nehmen. Um dies zu vermeiden, braucht es eine gesunde Portion Disziplin. Lasse ich mein Kind zum Beispiel verschiedene Sportarten ausprobieren, damit es eine gute Wahl treffen kann, welchen Sport es treiben will, ist das erstmal eine gute Sache. Lasse ich jedoch immer unbedingt zu, dass mein Kind mit der gewählten Sportart aufhört, sobald es auf ein Hindernis, auf eine Schwierigkeit stößt oder einfach mal keine Lust hat, dann ist das für seine persönliche Entfaltung nicht förderlich. Dem Kind an der Stelle Disziplin beizubringen, nämlich von ihm zu verlangen, zum Training zu gehen, weil die Mannschaft wartet oder der Wettkampf naht, wäre sehr wahrscheinlich eine wichtige Erfahrung für das Kind. Der Lohn für diesen Moment der Disziplin könnte sein Leben verändern. Sich zu überwinden, etwas trotz negativer Gefühle und Unlust tun und sich hinterher besser zu fühlen, ist eine wichtige Erfahrung.

Bekommt man diese Tugend, diesen Wert nicht früh vermittelt, denkt man evtl. über sich selbst, man sei disziplinlos. Wie abstehende Ohren oder eine Charaktereigenschaft. Andere haben Disziplin, ich nicht.

Will heute jemand diese Tugend in der Erziehung vermitteln, wird er schnell verdächtigt, alte Tabu-Denkweisen zu haben. So glaubt heute kaum jemand daran, Disziplin zu besitzen. Aber mit Disziplin kommt kein Mensch auf die Welt. Es gibt auch kein Disziplin-Gen. Im Gegenteil, wir alle haben die Anlage zur Faulheit. Trotzdem kann natürlich jeder Mensch Disziplin erlernen. Nur, neue Dinge zu lernen, das ist oft mit Angst verknüpft: Angst vor dem Scheitern, Angst davor, die Bequemlichkeit zu verlieren. In puncto Abnehmen muss aber die Angst vor Faulheit und Bequemlichkeit größer sein. Wird ein Mensch immer dicker, wird er auch fauler. Das liegt in der Natur der Sache, denn viel Gewicht zu bewegen, wird immer beschwerlicher.

Sind Sie, lieber Leser, denn tatsächlich disziplinlos? Bleiben Sie allmorgendlich im Bett, statt zur Arbeit zu fahren? Lassen Sie sich auf ganzer Linie gehen oder fehlt Ihnen lediglich bei bestimmten Dingen Selbstdisziplin? Oft ist »Ich bin disziplinlos« nur ein ungeprüfter Gedanke.

49...weil wir immer »was« dahaben wollen

Rainer will keine Süßigkeiten mehr essen. Klar, er will abnehmen und da sabotieren Schokoladen & Co seinen Plan. Beim Einkaufen sehen wir, dass Rainer außer einer Reihe gesunder und nahrhafter Lebensmittel auch Schokolade in den Wagen packt. Er tut das aus Vorsorge. Unbewusst ist es seine Angst vor Mangel, die ihn einen Sicherheitsvorrat anlegen lässt. Rainer will für alle Fälle »was dahaben«. Man weiß ja nie. Hinterher kommt spontaner Besuch und er hat nichts anzubieten. Bullshit. Er hat es hauptsächlich *für sich* gekauft. *Er* will sich sicher fühlen. Allein das Gefühl, gar keine Schokolade essen zu können, weil keine da ist, würde in ihm einen Fressdruck auslösen. Er müsste dann ohne Schokolade auskommen, ob er will oder nicht, also unfreiwillig. Das macht ihm Mangelgefühle. Ihn beschleicht die Angst, nicht genug zu bekommen, weil er nicht genug im Haus hat. Aus dieser Mangelangst heraus handelt Rainer präventiv. Doch im Ergebnis isst er mehr Schokolade, als wenn keine da gewesen wäre ... Was nicht da ist, kann nicht gegessen werden.

50 ...weil wir nichts dafür kriegen

Jana lässt den Riegel Vollmilchnuss mit den Zähnen krachen und auf der Zunge schmelzen. Diese sinnliche Erfahrung übertönt alles, was gerade zuvor war. Sie hat jetzt für einen Moment Ruhe, da, wo eben noch krause Gedanken, Sorgen und Unmut waren. Jetzt ist sie abgelenkt, es geht ihr gut. Das ist es, was Jana für den Riegel ihrer Lieblingsschokolade bekommt.

Hätte Jana auf den Riegel verzichtet, was hätte sie gehabt? Was hätte sie für den Verzicht gekriegt? Nichts. Besser gesagt, nicht sofort. Natürlich tut sie ihrem Körper Gutes mit jedem Gramm Zucker, das nicht hineingelangt. Aber Gesundheit ist viel zu abstrakt.

Hätte sich jemand bei ihr für die Stärke und den Verzicht bedankt, wenn sie den Riegel nicht verzehrt hätte? Das Bedanken hätte Jana selbst erledigen müssen.

Wenn sie hingegen etwas für jemanden tut, zum Beispiel für ihre Tochter, ihre Mutter oder Freundin, bekommt sie Dank und Anerkennung. Aber wenn sie etwas für sich tut? Dann kommt erstmal nichts. Sie müsste sich nämlich selbst dafür anerkennen. Das ist Jana nicht gewohnt. Sich selbst auf die Schulter zu klopfen und sich gebührend für etwas anzuerkennen. Kaum jemand bekommt das beigebracht. Woher soll sie also wissen, wie gut das tut, wie leicht sie mit »Sich-auf-die-eigene-Schulter-Klopfen« gute Gefühle erzeugen könnte.

Fürs Abnehmen kriegen wir erst nach einiger Zeit etwas, nämlich mehr Lebensqualität. Nur eben nicht sofort und so deutlich wie von einem Geschmackserlebnis.

51...weil wir nicht integer sind

Auf Eva kann man sich verlassen. Sie ist integer, das heißt Eva gibt gerne ihr Wort und hält es. Was Eva auch verspricht, das hält sie. Immer. Das haben nicht nur ihre Freunde und Freundinnen, ihre Familie natürlich, sondern auch die Kollegen und ihr Arbeitgeber schon sehr oft erleben dürfen.

Wenn Eva sich allerdings etwas für sich selbst vornimmt, dann handelt sie nicht so. Weder gibt sie sich ein ernst gemeintes Selbstversprechen, noch hält sie es. Vielleicht denkt Eva, es ginge auch so. Mit dem Abnehmen zum Beispiel. Eva nimmt es hin, wenn sie ein paar Kilos abgenommen hat, dass ihr Gewicht wieder zunimmt. So eiert sie schon seit Jahren mit diesem Thema rum. Was Evas Abnehmprojekt angeht, so fühlt sie sich wie ein Fähnchen im Wind. Als könnte sie das Abnehmen nicht steuern. Ihr fällt die fehlende Integrität sich selbst gegenüber nicht auf.

Wieso legt sie nicht ihr Schwert auf den Tisch für ihr Zielgewicht? Wieso wählt sie nicht, resolut schlank und fit zu leben? Wieso marschiert sie nicht unbeirrt los und tut alles, um ihr Selbstversprechen zu erfüllen? Möchte sie sich lieber nichts versprechen, um nicht die Erfahrung zu machen, sich selbst gegenüber Wort zu brechen? Solange Eva sich nicht ihr Wort gibt, wählt sie nicht eindeutig, was aus ihrem Körper werden soll. Sie überlässt die Ergebnisse den Umständen und ihr Körper (ver)formt sich den Umständen entsprechend.

52...weil wir nicht ausgeglichen sind

Gerdas Problem ist, dass sie isst. Die drei bis vier Mahlzeiten stellen kein Problem dar. Das Problem beginnt, dass Gerda auf viele Situationen mit Essen reagiert. Wenn es sie quält, dass ihr Freund sich nicht meldet, wenn im Büro zu viel oder zu wenig zu tun ist, wenn sie mit ihrer Tochter Stress hat, wenn sie an die bevorstehende Steuererklärung denkt oder an das Pflichttelefonat mit ihrer Mutter. Hat Gerda negative Gefühle, fängt sie an zu essen.

Ein Stockwerk tiefer wohnt Petra. Sie handelt ähnlich. Es sind zwar andere Umstände als bei Gerda, doch die Reaktion ist vergleichbar: Petra greift statt zu Essbarem zur Flasche.

Menschen essen übermäßig, trinken zu viel, kauen Fingernägel, rauchen, lenken sich mit Computerspielen ab, wenn sie unausgeglichen sind. In Gerdas Fall soll Essen diesen Zustand erträglicher machen. Wir streben immer nach Ausgeglichenheit, sind uns aber oft dessen nicht bewusst und wissen oft auch nicht, wie wir Ausgeglichenheit erreichen können. Im Vordergrund steht aber immer das schlechte Gefühl der Unausgeglichenheit, das wir vermeiden wollen. Dann tun wir etwas, was das Gefühl überdeckt. Wir schaffen uns ein Geschmackserlebnis oder einen Rausch etc. Der zweifelhafte Versuch, das Ungleichgewicht nicht zu spüren.

Warum wir die meiste Zeit unausgeglichen sind? Weil wir nicht für Ausgleich sorgen! Wir haben den Anspruch, dass uns schon irgendwie Ausgleich passiert oder dass man ausgeglichen zur Welt kommt. Dabei muss jeder dafür sorgen, dass er ihn bekommt. Es geht um die Erfüllung unserer Grundbedürfnisse – wie Essen, Schlafen, Sex, Anspannung und Entspannung.

Aber genau das hat uns niemand konkret beigebracht. Was wir auch nicht gelernt haben, ist Innehalten. Innehalten und zu atmen, statt sofort zu reagieren und das negative Gefühl zu verscheuchen. Im Zustand innerer Ruhe und Ausgeglichenheit isst man nicht gedankenlos, geschweige denn bis zur maximalen Ranzenspannung.

53...weil wir den falschen Job haben

Rudi ist froh, dass er die Anstellung als technischer Redakteur bekommen hat. Vor allem, weil er Quereinsteiger ist. Die Herausforderung, sich in ein völlig neues, komplexes Thema einzuarbeiten, nimmt er dankbar an. Er weiß ja, dass er in den Berufen, in denen er eine Ausbildung und sogar ein abgeschlossenes Studium hat, keine Chance, hat Arbeit zu finden. So ist es für ihn selbstverständlich, dass er neben der inhaltlichen Einarbeitung auch die beschwerliche Fahrt mit Bahn und Rad bei jedem Wetter in Kauf nimmt. Alles besser, als weiter Hartz IV zu beziehen und Frust zu schieben. Rudi beginnt mit dem üblichen Einjahresvertrag. Als das Jahr zu Ende geht, wird er zu einem Gespräch mit seinem Vorgesetzten und dem Personalchef gebeten. Insgeheim erhofft sich Rudi Anerkennung für seinen Einsatz, denn er hat hundert Prozent gegeben, alle Aufgaben termingerecht fertig gestellt und konnte sich optimal in sein Team integrieren. Rudi denkt, wie schön es wäre, wenn er etwas mehr Geld bekäme oder vielleicht wenigstens die Bahnfahrkarte ersetzt würde.

Doch das Gespräch verläuft vollkommen anders. Ihm wird folgendes Angebot gemacht: Er könnte bleiben, wenn er noch etwas mehr schaffe. Rudi verspricht, noch eine »Schippe« draufzulegen, und geht recht frustriert aus dem Gespräch. Unter anderen Umständen, wären da nicht Frau und Kinder und Schulden, hätte er die Firma verlassen und zugegeben, dass seine gegebene Leistung schon seine hundert Prozent waren, also nicht mehr von ihm zu erwarten ist.

Jetzt hat er einen neuen Vertrag – für ein Jahr! – und ist unglücklich. Er hat nun noch mehr Druck für das gleiche Geld.

Seit einiger Zeit will Rudi abnehmen. Früher war er sportlich durchtrainiert. Mit Sport hat er nie aufgehört, jedoch setzten die Feierabend- und Wochenendbierchen und die nächtlichen Pizza-

und Döner-Orgien mit der Zeit an.

Sein Gewicht stagniert, seit er in der Firma arbeitet. Und das, obwohl er soviel Sport treibt wie zu keiner Zeit davor. Neben der Fahrradstrecke vom Bahnhof zur Firma schafft er es noch ca. dreimal in der Woche, ins Fitnessstudio zu gehen. Zum Frühstück gibt es nur Müsli, zwischendurch nur ein bis zwei Äpfel, und in der Kantine holt er sich oft nur einen Salat oder einen Fisch und lässt den Nachtisch weg. Rudi ist mehr und mehr unzufrieden. Er kann sich nicht entfalten, kann nicht kreativ arbeiten und das tun, was er am liebsten tut. Im Gegenteil, Rudi muss in hohem Tempo eine Arbeit tun, für die es nur selten Anerkennung gibt und die ihn inhaltlich nicht sonderlich interessiert. Er fühlt sich gestresst und ausgebrannt. Statt sich zu entfalten, bestraft er sich, weil er meint, alles sei besser als arbeitslos zu sein.

Rudi wird immer dicker von all dem Stress. Der hohe Cortisolspiegel in seinem Blut kommt vom Dauerstress und lässt in seinem Körper den Blutzucker ansteigen und immer mehr Fett einlagern. Am liebsten würde er sich jeden Abend betrinken und befressen, so unglücklich ist Rudi mit seiner Arbeit und mit seinem dicken Bauch.

54...weil uns »Foxa2« fehlt

Was soll mir fehlen? Foxa... was? »Foxa2« – ein Protein. Denn weil es Ihnen fehlt, bewegen Sie sich viel zu wenig und können nicht abnehmen. Foxa2 hat u. a. eine wichtige Aufgabe im Gehirn. Es »überredet« bestimmte Gene, zwei Eiweißstoffe im Gehirn zu bilden, nämlich das Melanin-konzentrierende Hormon MCH und das Hormon Orexin.

Diese beiden Gene beeinflussen mit Hilfe von Foxa2 so den Schlaf-/Wach-Rhythmus, erhöhen Körpertemperatur und Aufmerksamkeit, fördern den Stoffwechsel und aktivieren Bewegungsdrang und

Nahrungsaufnahme. So wie es vorgesehen ist, so wie unsere Vorfahren in der Steinzeit es machen mussten: Erst wird gerannt und gejagt und dann die Beute gegessen. Dieser Vorgang wird u. a. durch Foxa2 gesteuert. Normalerweise hat es also jeder. Doch es gibt einen Umstand, der Foxa2 verdrängt: ein hoher Insulinspiegel. Je weiter der Insulinspiegel ansteigt, umso mehr verschwindet Foxa2 aus den Zellkernen bestimmter Nervenzellen. Also immer dann, wenn Sie Zucker bzw. Kohlenhydrate essen.

In Tierversuchen mit Mäusen stellte man fest, dass bei übergewichtigen Mäusen Foxa2 *ständig* inaktiv ist, und zwar völlig unabhängig vom Insulinspiegel oder davon, ob die fette Maus gerade kohlenhydratlastig gefressen hatte oder nicht (vgl. SILVA, J. P.; VON MEYENN, F.; HOWELL, J.; THORENS, B.; WOLFRUM, C.; STOFFEL, M.: Regulation of adaptive behaviour during fasting by hypothalamic Foxa2. *Nature* 462, Nr. 7273, Dez. 2009: 646–50. Epub 03.12.2009, doi: 10.1038/nature08589).

Das soll hier als erster Einblick in den Einfluss der Ernährungsweise auf die Wirkung unsere Gene genügen! Sie wollen wieder mehr Bewegungsdrang? Sich freiwillig mehr bewegen wollen? Hüpfen, springen wie ein Kind?

Jetzt wissen Sie, wie es geht! Lediglich leere Kohlenhydrate weglassen – und Sie bekommen auch wieder Lust auf Bewegung! Dank Foxa2 & Co. Mit »leeren« Kohlenhydraten sind Lebensmittel wie Brot, Nudeln, Reis und Kartoffeln gemeint. Kohlenhydrate aus Quellen wie Gemüse, Obst und Eiweiß stehen der Foxa2-Aktivität nicht im Wege.

55...weil dick doof macht

Unser Gehirn braucht Zucker. Entweder den, den wir direkt mit der Nahrung aufgenommen haben, oder den, den der Körper aus gespeicherten Stoffen selbst hergestellt hat. Wo der Zucker herkommt, ist dem Gehirn wurscht; Hauptsache, die Gehirnzelle wird versorgt. Wird der Körper und damit automatisch das Gehirn dagegen mit zu viel Zucker versorgt, kann es zu einer starken Abnahme von Hirnleistungen kommen.

Sicher haben Sie schon davon gehört, dass man, wenn man ständig übermäßig Zucker isst, davon Diabetes bekommen kann. Das Wesen von Diabetes, genauer Diabetes mellitus Typ II, ist die Insulinresistenz der Zellen. Das bedeutet, dass der gegessene Zucker aus unserem Nudelgericht, Vollkornbrot oder Kuchen im Blut bleibt und die Zellen vergeblich auf Zucker warten. Das betrifft Muskelzellen genauso wie Hirnzellen. Die Rezeptoren an den Zellwänden, die den Zucker bisher bereitwillig aufgenommen haben, verweigern ihre Arbeit; sie sind resistent und lassen keinen Zucker in die Zelle. Der Zucker bleibt im Blut, die Bauchspeicheldrüse reagiert korrekt mit erhöhter Insulinproduktion und -abgabe, doch vergeblich. Die Zellen selbst warten enttäuscht auf den wichtigen Stoff.

Diese fatale Reaktion geschieht im Gehirn früher als im Rest des Körpers. Der »Streik« der Insulinrezeptoren bedeutet in der Folge eine Unterversorgung der Zellen. Darauf reagiert der Körper mit Essdrang und Heißhunger – hauptsächlich, um das Gehirn zu versorgen. Als natürliche (Not-)Reaktion wird der Essdrang verstärkt. Eine schlechte Hirndurchblutung und Unterversorgung aller dortigen Zellen führt zu verminderter Gehirnleistung, führt schlicht – zu Dummheit.

Unser empfindliches Organ Gehirn büßt seine ursprüngliche Denk-Tätigkeit mehr und mehr ein.

In den vorangegangenen Kapiteln wurde schon deutlich, wie viel Planung und intelligente Herangehensweise mitunter nötig sind, um abzunehmen. Eine verminderte Gehirnleistung ist da wenig hilfreich.

Ich spüre förmlich die Entrüstung derjenigen Leser, die am Diabetes

Typ II erkrankt sind und sich keineswegs als »dumm« bezeichnen lassen wollen. Ich weiß, der Titel ist provokant; das ist er absichtlich. Dumm nehme ich in dieser Abhandlung als plakatives Gegenteil von Intelligenz, die wiederum vereinfacht als psychologischen Fachbegriff für die kognitive Leistungsfähigkeit. Und mal ehrlich, sind Sie nicht tatsächlich über die Jahre ärztlicher Beratung in eine Art »Trance« verfallen, mit der Überzeugung, bis zu Ihrem Lebensende Diabetiker zu sein? Holen Sie sich Ihre Intelligenz zurück! Es ist vielfach bewiesen, dass es möglich ist, Diabetes wieder los zu werden. Durch artgerechten Lebensstil: genetisch korrekte Kost und Bewegung.

Wenn Sie, liebe Leser, beim Lesen der letzten Zeilen dachten: »... ja, aber für Diabetes sind ja die Gene ausschlaggebend ...«, dann kann ich Sie be(un)ruhigen. Das sind sie nur zu 2 %. Zu 98 % ist der Lebensstil ausschlaggebend! Viele Forschungsergebnisse der Epigenetik, einer noch relativ neuen Forschungsrichtung, zeigen gerade in den letzten Jahren ganz klar, dass man bei kohlenhydratarmer, gesunder Kost die Gene verändern kann. Sogar die, die für Diabetes und damit für Demenz und Alzheimer zuständig sind. Gute Nachricht?!

56...weil Dicke Zucker-Junkies sind

An Ratten macht man bekanntlich gerne Versuche. So auch neurowissenschaftliche Versuche. Dabei hat man Folgendes an der Princeton-Universität herausgefunden: »Zucker in der Nahrung kann süchtig machen.«

Wenn wir etwas essen, was ein angenehmes Gefühl auf dem Gaumen hervorruft, will unser Gehirn mehr davon: Es wird süchtig. Die Ratten bekamen für einige Wochen eine zuckerhaltige Lösung zu trinken. Dann wieder nur Wasser. In der Wasserphase konnte man an den Tieren beobachten, dass sie, verglichen mit einer normal gefütterten Rattengruppe, Entzugserscheinungen zeigten. Zum Beispiel klapperten sie mit den Zähnen und schrien vor Angst. Nach ein paar Tagen gab man ihnen wieder die Zuckerlösung. Die Ratten nahmen diese viel gieriger auf als zuvor und die Entzugserscheinungen vergingen. In ihren Gehirnen fanden die Forscher mehr Rezeptoren für Dopamin, was ein Zeichen für Abhängigkeit ist.

Denn nehmen wir Dinge zu uns, die uns guttun, dann schüttet unser Gehirn Opioide aus. Dopamin ist eines davon. Wir wollen mehr von dem guten Gefühl, wenn wir es einmal erfahren haben, uns wieder gut, high, wach, glücklich usw. fühlen! Deshalb wollen wir Stoffe, die Dopamin-Ausschüttung zur Folge hatten (Wein, Nikotin, Zucker) immer wieder haben. Willenskraft muss daher den Kampf gegen Zucker antreten.

Man hat außerdem festgestellt, dass übergewichtige Menschen weniger Dopamin-Rezeptoren haben als Normalgewichtige. Also haben sie mehr Verlangen nach Süßem. Denn da mit der aufgenommenen Menge relativ wenig Dopamin hergestellt wird, soll eine größere Menge Schokolade das Defizit ausgleichen. Übergewichtige müssen versuchen, mit noch mehr Schokolade (Zucker) mehr Dopamin zu produzieren und das High-Gefühl zu generieren.

Chemische Appetitzügler arbeiten nach diesem Prinzip: Sie verhindern den Rückstrom von Dopamin ins Gehirn, dem Körper steht somit genug Dopamin zur Verfügung und er fühlt sich satt und zufrieden.

Leider beschränkt sich der Suchtfaktor im Essen nicht auf Zucker. Neurowissenschaftler haben herausgefunden, dass exzessives Essen im Gehirn wie Drogenkonsum wirkt. Genauer: Im limbischen System übergewichtiger Menschen konnten Aktivitätsmuster gemessen werden, die denen von Drogensüchtigen sehr ähnlich waren. Es handelt sich um Aktivitätsdefizite im mesolimbischen Bereich. Möglich wäre demnach, dass die zwanghafte Aufnahme von Essen der Versuch ist, dort ein Defizit auszugleichen. Das ist Theorie. Praxis ist, dass der Mensch immer auf der Suche nach Zufriedenheit und Glück ist. Eine sichere Möglichkeit, das Belohnungssystem zufrieden zu stellen, also Dopamin und Serotonin herzustellen, ist Bewegung. Bewegung stimuliert das System. Im Muskel werden Hormone wie Serotonin freigesetzt! Natürlich vorausgesetzt, Ihr Körper hat dafür die nötigen Bausteine. Aminosäuren. Führen wir übrigens durch Eiweiß zu uns.

Serotonin ist das Glückshormon. Außerdem signalisiert es uns, dass wir satt sind. Menschen, die einen Serotonin-Mangel haben, werden dick und depressiv. Sie, liebe Leser, wissen jetzt, dass Sie Eiweiß, genauer die Aminosäure Tryptophan, für die Serotonin-Synthese brauchen. Übrigens auch Fasten oder ein Spaziergang bei Tageslicht hebt den Serotonin-Spiegel – macht Sie schlank und glücklich!

57...weil unser Arzt auch dick ist

Mein Hausarzt ist ein dufter Typ. Er arbeitet gründlich, deshalb fühle ich mich gut aufgehoben und versorgt. Was er sagt, hat immer Hand und Fuß, was er mir rät, ist durchdacht und sorgfältig recherchiert. Deshalb nehme ich an, dass mein Arzt weiß, was er tut.

Gestern komme ich zu einer Routineuntersuchung in seine Praxis. Ich hatte den ersten Termin der Nachmittagsprechstunde. Mein Arzt kommt geradewegs vom Bäcker mit einem vollen Kuchentablett. Ich gucke wohl so erstaunt, dass er sich genötigt sieht, mir den Einkauf zu kommentieren. »Ich habe einen extrem langen Arbeitstag vor mir, da brauche ich genügend Energie«, meint er. Sie ahnen es bereits – mein Hausarzt ist sehr dick.

Unterdessen tappe ich unbewusst in die Logik-Falle.

Mein Arzt ist ein vernünftiger Mann und guter Arzt und er ist dick und isst viel Torte auf einmal. Dann kann sein Handeln nur richtig und vernünftig sein. Ich glaube an meinen Arzt, also glaube ich an Gesundheit trotz Übergewicht und an die Hilfe von Torte für einen langen Arbeitstag.

Ich glaube an meinen Arzt, also glaube ich, dass sein Handeln richtig ist.

Weit gefehlt – so ist Abnehmen unmöglich.

58...weil wir auf bewährte Methoden schwören

Jeder hat eine Freundin oder einen Freund, der schon mal von einer Knaller-Methode erzählt hat, mit der Abnehmen besonders gut funktioniert. So auch Anna. Annas Freundin Diane ist seit Jahren bei den Weight Watchers. Für Diane ist es *die* Möglichkeit; sie schwört drauf. Die gemeinsame Freundin Anka wiederum lässt abnehmtechnisch nichts auf Dr. Papes »Abnehmen im Schlaf« kommen. Deren Mann meint, Abnehmen ginge nur mit Herba Life; sein Arbeitskollege Jens weiß, dass man nur mit Kalorienzählen zum Wunschgewicht kommt, schließlich muss man ja weniger Energie aufnehmen als verbrauchen, um abzunehmen usw.

Sind das schlanke Leute? Haben diese Menschen, die meinen, die Lösung zum Abnehmen gefunden zu haben, ihr Wunschgewicht erreicht und halten können bis heute? Meistens nicht. Trotzdem schwören sie weiterhin auf Weight Watchers & Co.

Unser Problem beim Abnehmen, wie auch bei vielen anderen Dingen ist, dass wir uns so wenig Arbeit wie möglich machen wollen. Klar, wollen wir das Rad nicht noch einmal neu erfinden. Somit lassen wir uns Strategien empfehlen. Erscheint uns eine Methode bewährt – und als bewährt gilt etwas schon, wenn es sich einige Jahre am Markt hält oder viele Anhänger hat – dann halten wir sie für durchdacht, gut und zum Abnehmen geeignet. Wird sie uns darüber hinaus noch von einem Freund empfohlen, also von jemandem, der nur unser Bestes will, dann erscheint uns die Methode noch richtiger. Soweit so gut.

Nun wollen wir es uns ja immer leicht machen. Also gehen wir zu einem Weight-Watcher-Treffen. Wir gehen hin, weil wir es für gut und überprüft halten. Aber ist es das wirklich? Funktioniert die Methode *für uns*? Passt sie in unser Leben? Sind das Strategien, die wir solange verfolgen (wollen), bis wir schlank sind?

Hm, mal sehen, erst mal hingehen wie die anderen Lemminge. Wenigstens unser Gewissen ist beruhigt. Alles wird gut, denn wir gehen jetzt zu den Weight Watchers. Da wird auf unser Gewicht geachtet, ha, ha, ha. Schön drauf achten! Wozu machen wir das noch mal?

Na klar: »Zum Abnehmen!«, werden Sie jetzt schreien. Natürlich, ich vergaß. Nur unterliegen Sie gerade mit Ihrem Verhalten der *Ursachenillusion*. Genau wie jemand, der jemanden kennt, der nur dadurch, dass er vier Tassen grünen Tee täglich trank, zehn Kilo abgenommen hat.

Achtung: Nur weil das Trinken von vier Tassen grünem Tee und eine Gewichtsabnahme zeitgleich passierten, ist es nicht so, dass das Trinken von vier Tassen grünem Tee die Gewichtsabnahme bewirkt hat.

Nur weil Sie zu den Weight Watchers gehen, bedeutet das nicht, dass Sie auch Gewicht verlieren. Solange Sie einer Ursachenillusion unterliegen, fallen Sie auf »bewährte« Methoden rein.

Dass Sie sich insgeheim gerne von Bewährtem leiten lassen, ist verständlich. Es muss auch nichts Neues erfunden werden, weil alles schon erfunden ist. Allerdings lohnt es sich, für sich zu überprüfen, ob die gewählte Methode sich auch für das eigene Ziel bewährt.

59...weil wir trotzig und kindisch sind

Wir lassen uns von Natur aus ungern bevormunden. In vielen Lebensbereichen sind wir gezwungen, uns an Regeln zu halten: im Straßenverkehr, im Berufsleben (Arbeitsvertrag einhalten, Zeiten, Pensum etc.), bezüglich der Schulpflicht unserer Kinder (Verreisen nur in den Ferien), der Pflicht zu einer KFZ-Versicherung, Krankenversicherung, Steuern zu zahlen, Unterhalt zu zahlen, Regeln bei Veranstaltungen und Sport, im Verein usw.

Sofern wir also nicht eremitisch, abgelegen und ohne Gesellschaft leben, werden wir automatisch eingeschränkt, was schnell als Bevormundung interpretiert werden kann.

Sobald bei all den Einschränkungen eine Lücke entsteht, brechen wir aus und versuchen, selbstbestimmt zu leben. Das größte Bestreben unserer Psyche ist genau das: selbstbestimmt leben. Eine Lücke entsteht zum Beispiel, wenn wir in unseren vier Wänden angekommen sind, nach einem Arbeitstag, der sich wie ein Korsett anfühlen kann. Wir konnten, seit wir vor neun oder zehn Stunden aus dem Haus gegangen sind, nicht oder kaum selbst entscheiden, was wir wann und wie tun. Es war vorgegeben. Wir brauchen diese Arbeitsstelle. Wir lassen uns also für Geld und eine bestimmte Zeit bevormunden. Bis wir wieder zu Hause sind, tauschen wir Zeit gegen Geld. Sofern dann zu Hause niemand etwas von uns will, wir niemanden bedienen oder versorgen müssen, sind *wir* an der Reihe. Und was meinen Sie, wie wenig uns nun der Sinn nach Regeln und Einschränkungen steht? Zum Beispiel Regeln und Einschränkungen einer Diät? Entsteht also die Lücke, verhalten wir uns kindisch und achten nur noch auf unsere akuten Bedürfnisse. Nämlich kurzfristiges Vergnügen, Belohnung, Ausgleich und Befriedigung. Dann walten keine Vernunft und keine Weitsicht. Dann geht selbstbestimmter Genuss vor gesundem Bauchumfang. Trotzig schieben wir das Diätrezept zur Seite und die Fertigpizza in den Ofen. Der Traum von einer Bikinifigur? Der muss warten.

60...weil wir nicht wissen, was wir essen sollen (sondern nur wissen, was nicht)

Sybille weiß, warum sie zu dick ist. Nicht nur, dass sie grundsätzlich gerne isst, sie isst dann auch noch am liebsten die »Dickmacher«. Mit ihren Freundinnen liebt sie die Schlemmerstunden im Eiscafé, in der Konditorei und Pizzeria. Auch wenn Sybille allein ist, isst sie ihrer Meinung nach das Falsche. Natürlich hat auch Sybille schon von den Empfehlungen für eine gesunde, vollwertige Ernährung gehört. Sie weiß, dass sie mehr Obst und Gemüse essen müsste, mehr Vollkornprodukte, mehr mageres Fleisch und Fisch, viel Wasser trinken etc. Das ist alles relativ abstrakt und unattraktiv für Sybille. Was sie jedoch ziemlich genau weiß, ist, was sie *nicht* essen sollte, wenn sie abnehmen will. Sie hat völlig klar, dass ihre Lieblingspizza mit extra viel Käse zu fett ist. Genauso wie ihr Lieblingsnachtisch Mousse au Chocolat, ihr Lieblingskuchen und die abendlichen Chips viel zu kalorienhaltig sind. Nur *was* soll Sybille in der Pizzeria bestellen, wenn sie viel mehr Hunger hat, als ein Salat dort stillen könnte. *Was* soll sie in der Konditorei wählen? Sybille ist ratlos. Sie ist es im wahrsten Sinne des Wortes. Man müsste ihr den Rat geben, Lebensmittel für sich zu finden, mit denen sie abnehmen kann. Dann bräuchte sie Ideen, wo sie diese Dinge kaufen oder bestellen kann und vor allem wie sie diese zubereiten kann, damit sie sich drauf freut. Wie sie sie vorbereitet, damit sie, wenn sie mit großem Hunger abends von der Arbeit kommt, sich befriedigend sättigen kann und nicht wegen akutem Heißhunger die Diät unterbrechen muss.

Wir müssen täglich etwas essen. Wir haben uns einmal an eine Art zu essen gewöhnt und fahren damit fort, bis etwas dagegen spricht oder uns die Ergebnisse dieser Ernährungsform nicht mehr gefallen. Doch indem wir wissen, was wir nicht mehr essen wollen, weil es uns evtl. nicht bekommt oder dick macht, wissen wir nicht automatisch, was wir stattdessen essen werden. Vom Lebensmittel-

Vermeiden kann man nicht satt werden.

Noch schlimmer: Was wir vermeiden wollen oder sollen, erscheint irgendwie noch attraktiver als zuvor! Dadurch, dass wir es nicht dürfen oder sollen, wollen wir es plötzlich so sehr.

Es hilft ungemein zu wissen, *was* genau man essen will. Denn woran denken Sie, wenn ich Sie auffordere: »Denken Sie nicht an einen blauen Elefanten!«? Sehr wahrscheinlich denken Sie an einen blauen Elefanten.

Welches Bild entsteht vor Ihrem geistigen Auge beim Verbot: »Chips sind ungesund!«?

Chips? Na klar, denn zu *ungesund* gibt es kein Bild.

61...weil unser Partner dick ist

Ist unser Partner auch dick, ist es eine besondere Herausforderung, wenn nicht sogar ein unmögliches Unterfangen, schlank zu werden und zu bleiben. Wenn wir selbst das Abnehmen und Schlanksein als so wichtig ansehen, dass wir es anpacken und uns bis zum Ziel durchbeißen, dann muss es doch logischerweise unerträglich für uns sein, wenn unser Partner dick ist und bleibt. Denn dann − der Logik folgend − müssen wir uns um seine Gesundheit und sein Wohlgefühl sorgen. Und, wenn wir ihn lieben, wollen wir doch, dass er lange und glücklich und gesund lebt. Ist es dann nicht einfacher, selbst nicht abzunehmen und gemeinsam dick zu bleiben, gemeinsam zu leiden und zu sterben? Würde man nicht den eigenen Partner verraten, täte man dem eigenen Körper Gutes, was man dem Partnerkörper nicht angedeihen lässt (wenn auch unter Zwang − der Zweck heiligt ja bekanntlich die Mittel)?

Geht eine erfüllte Partnerschaft weiter, wenn sich einer von beiden stark verändert? Fallen nicht automatisch Gemeinsamkeiten weg, wenn A zum Beispiel jetzt mehr Freizeit in Sport usw. investiert? Und gemeinsam schlemmen? Jetzt wollen nicht mehr beide Fünfe gerade sein lassen! Wie steht der Dicke da? Und der Abnehmer? Spielverderber!

Fällt den Dickgebliebenen jetzt nicht noch mehr auf, wenn der andere immer schlanker wird und Komplimente erntet? Kann der Dickbleibende das ertragen? Wird er den Abnehmer fördern? Ist er neidisch? Kann der eine den anderen unterstützen? In guten wie in schlechten Tagen? Und wenn der Abnehmwillige nicht der ist, der einkauft? Macht der Dicke es ihm recht? Muss der andere für sich extra einkaufen gehen?

Schnell wird klar, dass das einiges in Wallung bringt und sich ein Paar mit den neuen Zielen des Einen bewusst auseinandersetzen müsste, ja, sie im besten Falle tolerieren und unterstützen müsste, um eine Beziehungskrise zu verhindern.

Ich hatte das große Glück, den Lebensstil gemeinsam mit meinem Mann zu verändern. Er war und ist wie ein Zugpferd für mich. Oft denke ich, dass ich es alleine nicht durchgezogen hätte. Wir können uns so wunderbar unterstützen und unendlich oft über die Hindernisse und Schwierigkeiten unterhalten, die so eine Veränderung mit sich bringt. Natürlich auch genauso miteinander freuen über Fortschritte und Erkenntnisse.

62 ...weil wir unseren Ärzten noch glauben

Stellen Sie sich vor, Sie sind noch leicht übergewichtig. Sie wollen abnehmen und der Hausarzt rät Ihnen, sich keinen Stress wegen Ihres Gewichts zu machen. Entweder drückt er Ihnen ein

Kalorientagebuch in die Hand, damit Sie Kalorien zählen, oder er empfiehlt, sich einfach nicht verrückt zu machen. Schließlich besagen ja neue Studien: Für leichtes Übergewicht bei moderater Bewegung sei kein höheres Risiko erkennbar. Zumindest sind das aufbereitete Schlussfolgerungen für die breite Masse, so in *Apotheken-Umschau, Brigitte* & Co zu lesen.

Dieser Arzt will Sie als leicht Übergewichtigen nicht verlieren. Er stellt sich nämlich vor, Sie kämen auf die Idee, täglich zu joggen und sich gesund zu ernähren. Seine Befürchtung: Sie nehmen ab und er verliert Sie spätestens in einem Jahr als Patienten. Denn dann hätte er als Rezeptaussteller ausgedient, weil Sie keinen Blutdrucksenker mehr bräuchten, keine lästigen Erkältungen mehr hätten. Nein, Ihr Hausarzt lässt Sie lieber im Glauben, alles sei gut. Gleichzeitig rät er aber zu diversen, darunter einigen überflüssigen Check-ups. Die nutzen Sie; Sie vertrauen ihm schließlich. So gehen Sie auf Nummer sicher und haben dann die Hälfte des Gesprächs vergessen. Der wichtigste Teil: moderate Bewegung. Doch, die hat er erwähnt. Zwar betonte er diesen Teil nicht, denn privat räumt er Bewegung auch keinen Platz ein, doch er hat Sie nach bestem Wissen und Gewissen beraten – und dazu gehört die Floskel: »Viel Bewegung ist gut für die Gesundheit!« Alles kann man sich ja nie merken. So freuen Sie sich nur, dass laut Hausarzt kein Risiko bestehe; Sie übersehen aber, dass Sie jetzt noch große Chancen haben, abzunehmen. Also bleibt alles beim Alten und Sie nehmen ganz unbemerkt zu. Jedes Jahr ein bisschen.

So ähnlich ergeht es auch Erik. Lesen Sie.

Wenn Erik zu seinem Hausarzt geht, hat dieser immer Antworten auf Eriks Fragen. Nur bringt die Qualität dieser Antworten Erik nicht zum Ziel.

Erik weiß, dass er abnehmen muss. Beim Treppensteigen schnauft er, die Hosen bekommt er nicht mehr zu und Schuhe zubinden, sieht bei ihm wie eine Yoga-Stellung aus. Er sieht, wohin das permanent ansteigende Übergewicht seine Eltern gebracht hat:

Diabetes, Hüftoperation und Herzinfarkt. Diese Erfahrungen will Erik nicht am eigenen Leib machen. Da sein Problem ja irgendwie medizinischer Natur ist, fragt er also seinen Hausarzt um Rat. Dieser – nennen wir ihn Dr. Laber – hat selbstverständlich ordentlich Medizin studiert. Ernährungslehre war auch ein Teil seiner Ausbildung, ein kleiner. Das ist nun ca. 30 Jahre her. In der Zwischenzeit hat Dr. Laber sich fortgebildet, jedoch nicht im Bereich Ernährung. Wozu auch. Erstens interessiert es ihn persönlich nicht sonderlich, zweitens kann er Ernährungsberatung nicht kostenbringend abrechnen und er muss wirtschaftlich denken und drittens ist er davon überzeugt, ausreichend Bescheid zu wissen. Sein Wissen beschränkt sich auf Energiebilanzen, Kalorientabellen, Fetttagebücher und FDH.

Dieses Wissen fasst er für Erik in ein paar Sätzen zusammen – die bekannte Leier: »Mehr Sport treiben und weniger essen, ein bisschen auf Fett achten.« Er schickt Erik wieder weg, denn schließlich hat er ja noch viel dickere und kränkere Patienten als Erik und Eriks Blutdruck sei auch noch nicht permanent zu hoch usw.

Erik fühlt sich auf der sicheren Seite, wenn sein Arzt, dem er schließlich vertraut, meint, er habe das Minenfeld noch nicht betreten. In einer BMI-Tabelle kann er ablesen, dass er »etwas übergewichtig« ist und dass er, wenn er dieses Gewicht halten könne, bis er 65 Jahre alt ist, sogar den optimalen BMI hat! Erik ist beruhigt. Sein Vorhaben, abzunehmen, ist von Platz 1 der Prioritätenliste weit nach unten gerutscht. Er will es im Hinterkopf behalten und mal ein bisschen mehr Sport machen sowie sich die Butter unter der Leberwurst verkneifen, na gut, und wenn es geht, ein Weizenbier weniger trinken.

Erik geht davon aus, dass sein Arzt besser Bescheid weiß als er. Die Informationen kann er allerdings in jeder Fernsehzeitschrift oder in der *Apotheken-Umschau* o. ä. auch bekommen. Erik setzt fatalerweise voraus, dass Dr. Laber an seiner Gesundheit interessiert sei!

Ich denke: Wozu sollte er? Wenn Erik in ein paar Jahren als Diabetiker in der Praxis Patient ist, dann ist er interessant! Dann ist es immer noch früh genug für Ernährungsberatung von Experten. Die können das dann wenigstens mit der Krankenkasse abrechnen.

Erik unterliegt der *Expertenillusion*. Wir lassen uns leicht blenden von Titeln und weißen Kitteln. Und wenn so jemand wie Dr. Laber voller Selbstbewusstsein etwas vorträgt, dann glauben wir ihm das. Wir hinterfragen nicht. Wir meinen, der hat ja schließlich den Doktor.

Den Titel hat er allerdings. Dafür hat Herr Laber auch viel Zeit, Geld und Gehirnschmalz investiert. Ich behaupte, Ärzte haben eine gute Ausbildung. Nur ist eine gute Ausbildung noch keine Garantie für vernünftiges Handeln.

63...weil wir an die Deutsche Gesellschaft für Ernährung glauben

Dieses Kapitel muss sein. In voller Länge. An der *Deutschen Gesellschaft für Ernährung* (DGE) kommen Sie nicht vorbei, wenn ein offizieller Fachmann, etwa ein Arzt oder Diätberater, Ihnen eine Empfehlung ausspricht. Diese Berufsgruppen sollen sich nämlich an die Richtlinien der DGE halten. Die DGE bestimmt die universitäre Lehre. Das allein macht deutlich, wie groß ihr Einfluss ist. Von wegen freie Wissenschaft. Ein Universitätskanzler hat per Gesetz darauf zu achten, dass in Vorträgen und Vorlesungen die Richtlinien der DGE vertreten werden und nicht in erster Linie die freie Wissenschaft gefördert wird, das offene Denken von Akademikern und denen, die es werden wollen. Dieses, in weiten Teilen längst überholte Wissen wird Ihnen auch von Ihrem Arzt oder Ernährungsberater aufgetischt. Den haben Sie aufgesucht, um gesund und schlank zu werden. Dem vertrauen Sie Ihre Zukunft und Ihre Gesundheit an. Ich finde, damit hat er eine gewisse Verantwortung. Die DGE hat somit eine noch viel größere

Verantwortung. Und dass sie damit schlecht umgeht, das werfe ich ihr vor. Denn Kohlenhydrate weiterhin als Basis gesunder Ernährung hinzustellen, ist ein Witz. Das machte zu Kriegszeiten Sinn. Viele Menschen mussten satt werden. Kohlenhydrate boten sich damals an, weil sie billig und haltbar waren und viel Energie lieferten. Doch die Zeiten haben sich geändert. Die DGE hat die Richtlinien nicht angepasst. Deutsche werden immer dicker. Trotz des besten (und teuersten) Gesundheitswesens der Welt nehmen Zivilisationskrankheiten bei uns zu. Doch die Basis der propagierten Ernährung bleibt das Brot. Manchmal frage ich mich, wann der erste Forscher die DGE-Zentrale stürmt und Amok läuft. Unzählige Wissenschaftler und Ärzte wissen aus ihrer täglichen Arbeit, was Kohlenhydrat-Mast anrichtet, und viele von ihnen dürfen erleben, wie sich Menschen von Krankheiten befreien können, wenn sie Kohlenhydrate nur in Luxusmengen konsumieren und den Körper endlich mit den wichtigen Nährstoffen versorgen. Viele dieser Ergebnisse wurden auch publiziert. Viele Patienten erlebten eine 180°-Wende in ihrer Gesundheit. Trotzdem wird weiter verlangt, dass die Richtlinien und Referenzwerte der DGE verbreitet werden. Meiner Meinung nach ist das ein respektloser Umgang mit der Arbeit der Forscher.

In Sachen DGE scheiden sich die Geister. Eine Glaubensfrage. Entweder glauben sie demütig oder sie lassen sich darauf ein, das letzte Bollwerk deutscher Propaganda zu hinterfragen. Wir Deutschen gelten als sehr autoritätsgläubig. Das liegt in unserer Kultur. Und wir sind Vereinsmeier. Auch der Nimbus des Amtlichen genießt hohes Ansehen und Vertrauen. Obwohl uns Deutschen nachgesagt wird, wir seien ein Volk der Dichter und Denker, nutzen wir im Alltag lieber offizielle Quellen (wie Vereine oder den Deutschen Wetterdienst) als unseren Verstand. Das ist ein bequemer und scheinbar auch sicherer Ansatz, sich mit Fragen des Lebens auseinanderzusetzen. Ampeln und Straßenschilder regeln unseren Verkehr. Dessen Ordnung und Regeln werden in Gesetzen festgehalten und bleiben jahrzehntelang weitgehend unangetastet. Dies ist ein sehr vernünftiger Ansatz, denn Verkehrsregeln, zum

Beispiel, machen den Straßenverkehr sicherer.

Zurück zur Ernährung. Auch dafür haben wir Regeln, ganz offizielle Ernährungsregeln! Zwar gibt es keine Gesetze und Verordnungen wie im Straßenverkehr, jedoch gibt es einen Verein (e. V.), der solch einen Nimbus hat und solch eine Autorität ausstrahlt, wie sonst vergleichsweise nur der TÜV (Technischer Überwachungsverein) in Deutschland. Ich gehe sogar so weit zu sagen, dass er Macht besitzt. Auf jeden Fall jedoch Verantwortung. Mittlerweile große Verantwortung, wenn man bedenkt, wie viele Ernährungsberater über die Jahrzehnte geschult wurden – und für sie galten und gelten die Regeln der DGE. Wie der TÜV bestimmt, was »sicher« ist, legt die DGE (Deutsche Gesellschaft für Ernährung e. V.) als gemeinnützig eingetragener Verein fest, was in Deutschland die Ernährungsberatung und Aufklärung im Dienste der Gesundheit der Bevölkerung zu empfehlen haben.

Beispielsweise legt die DGE fest, dass bis zu drei Eier pro Woche sinnvoll für Sie sind. Sie empfiehlt, wie viele Scheiben Brot täglich zu verzehren sind. Sie empfiehlt auch 15–30 g Margarine (Transfette) oder Butter, während in den USA die Transfette teilweise verboten sind. Und das ist berechtigt. Der Körper braucht Omega-3-Fettsäuren (essentielle Bestandteile) aus natürlichen Quellen – nicht industriell hergestellte Fette, egal welche tollen Zusätze enthalten sind. Merksatz: Jedes Fett, das bei normaler Lufttemperatur hart ist, ist Industriemüll. Ein öltriefender Fisch wie die Makrele enthält hingegen wertvolle Fettsäuren, wovon nur 70 g als fettreicher Fisch wöchentlich empfohlen werden. Also, schlimmstenfalls nehmen Sie 210 g Industriefett pro Woche zu sich und nur 70 g fettreichen Seefisch, weil Ihnen das die oberste Instanz der Ernährung (ein Verein, durchsetzt von Lobbyisten) empfiehlt und weil Ihr Arzt es ungeprüft nachplappert.

»Na, dann muss das ja richtig sein«, ist daraufhin die logische Schlussfolgerung vieler Patienten. Das wünschte ich auch. Selbstverständlich arbeiten in der DGE viele Fachleute, die auf fundiertes Wissen in ihrem Bereich verweisen können. Aber wenden sie es auch an und denken die auch nach? Benutzen die wirklich ihren Verstand und besinnen sich auf das wohlgemeinte Ziel, »... ernährungswissenschaftliche Erkenntnisse zu vermitteln und die Gesundheit der Bevölkerung in Deutschland durch gezielte, wissenschaftlich fundierte und unabhängige Ernährungsaufklärung und Qualitätssicherung zu fördern« (http://www.dge.de/ erster Abschnitt: *Leitbild der DGE*)

Die Gesundheit der Bevölkerung zu fördern, das tut die DGE mit ihren bestehenden Empfehlungen nicht. Aufgeklärt wird hier vor allem im Sinne einiger Lobbyisten. Aktuelle, ernst zu nehmende Studienergebnisse, die beste Aussichten auf Prävention oder Heilung von Diabetes, Herzkrankheiten oder Krebs vorstellen, werden schlichtweg ignoriert. Die DGE treibt Schindluder mit ihrer Verantwortung für die Gesundheit des Menschen. Die Empfehlungen reichen aus, um »altersbedingt« Krankheiten zu bekommen, zuzunehmen und normal leben zu können (ohne zu verhungern), jedoch nicht, um natürlich zu leben, geschweige denn schlank, fit und vital bis ins hohe Alter.

Als Naturwissenschaftler (Ralf Neureuter) habe ich gelernt, zu denken. Zu Ende zu denken. In einer Klinik unterhielt ich mich mal mit einem Professor für Nieren- und Bluthochdruckerkrankungen (Nephrologie) über das Mineralwasser, das seine Patienten dort bekommen. Ich hatte mich damals, während und nach dem Studium, ausgiebig mit Trink- und Mineralwasser beschäftigt. (Manche Ökologen kümmern sich tatsächlich um solch profane Dinge wie Wasser.) Von daher weiß ich, dass Medizin angewandte Biologie und Chemie ist und konnte mich problemlos »auf Augenhöhe« mit dem praktizierenden Mediziner austauschen. Kein Organismus lebt ohne Wasser. Die Patienten in der Klinik des Professors bekamen extra gutes Mineralwasser, das aus den grünen Flaschen. Nierenprobleme oder Bluthochdruck, so lauteten ihre Diagnosen. Dabei wird empfohlen, viel Wasser zu trinken und zu entwässern. Ich fragte den Professor, ob er wisse, wie viel gelöste Gesamtmenge an Inhaltsstoffen (Mineralien) pro Liter in den

Flaschen enthalten sei. Das wusste der Facharzt und Professor nicht. Bis jetzt sah er noch keinen Anlass, sich die Mühe zu machen und das Etikett der Flaschen zu inspizieren. Das Wasser werde schon viele Jahre gegeben und sicher habe das mal jemand vorher überprüft – darauf vertraute er. Nicht ungewöhnlich, seine Denkweise. Genauso vertrauen wir auch auf viele Prämissen im Alltag. Etwa darauf, dass ein solch großer, traditionsreicher Verein wie die DGE uns mit den richtigen Informationen versorgt, um gesund zu bleiben. Ebenso, wie es auf ihrer Fahne steht.

Eventuell vertrauen selbst Mitglieder der DGE auf die Unabhängigkeit der herangezogenen Studienergebnisse. Die Prämissen zu überprüfen, wäre wahrlich einfach, sofern man die Originalstudie in der Hand hält. Man sieht beispielsweise nach, wer die Studie finanziert oder in Auftrag gegeben hat. Derjenige könnte nämlich an bestimmten, positiven Ergebnissen interessiert sein. Wie sehen wohl die Ergebnisse einer Studie aus, die von der Südzucker AG finanziert wurde? Der Auftraggeber hat investiert und deshalb ein verständliches Interesse daran, dass sein Produkt als gut oder wenigstens als ungefährlich dargestellt wird. Glauben Sie mir, schlechte Ergebnisse werden, wenn irgendwie machbar, zurückgehalten. Ungünstige Daten von Studien werden entweder günstig dargestellt oder gelangen nur über tatsächlich unabhängige Wissenschaftler an die Öffentlichkeit.

Die DGE vertraut auch auf Studien. Auf die Studien, die es der Foodindustrie-Lobby Recht machen, wohl meist von ihr finanziert werden. Wir wiederum vertrauen (genauso wie der eben erwähnte Klinik-Professor) auf Empfehlungen der DGE und die gute Absicht der Heilwasserhersteller – und wir denken viel zu oft nicht zu Ende. Was ging da in der Klinik vor sich? Ich zählte die Kationen und Anionen auf dem Etikett der grünen Wasserflasche zusammen. Sie ergeben das Gesamtgewicht in g oder mg pro Liter an gelösten Stoffen. Ich kam auf über 1 g/Liter an gelösten Salzen. Und Salz muss nicht immer Natrium sein. Gut. Gelernt hatte ich, dass alles über 1 g/Liter in der Ökologie (da, wo ich mich auskenne) als

Brackwasser definiert wird, halb Salz-, halb Süßwasser. Und was passiert, wenn man es trinkt? Der Organismus kann das Wasser nicht richtig ausscheiden. Der Salzgehalt ist zu hoch; es kommt zu Wassereinlagerungen. Als ich dann fragte, ob seine Patienten Lasix als Entwässerungshilfe bekämen, ging dem Experten ein Licht auf. Vorne bekommen die Patienten Brackwasser (selbst schädlich für gesunde Menschen) und anschließend müssen sie zum Entwässern Lasix nehmen. Ein Schelm, wer Böses dabei denkt. Natürlich alles nur ein Versehen. Wer nicht gut entwässert, muss vielleicht etwas länger in der Klinik bleiben und es werden mehr Diagnosen abgerechnet.

Kennen Sie die traurige Erkenntnis, wenn etwas passiert ist? Im Alltag, meine ich. Viele entschuldigen sich damit: »Ich dachte ja nur ... die Ampel wäre vielleicht kaputt, der Hund wäre richtig festgemacht ...« Das ist der Punkt! Wir denken nicht zu Ende. So kommt es, dass wir auf die Empfehlung vertrauen, in der Woche 3-mal so viel Margarine (ungesundes Fett) zu essen wie gesundes Öl aus Seefisch. Ich dachte ja nur, die DGE hat Recht. So wie der Professor ja nur dachte, die grünen Flaschen enthalten besonders gutes Wasser. Und Sie vertrauen dann wieder dem Professor, der Ihnen die Lasix verschreibt. Und danach sagen Sie: »Ich dachte ja nur ...«

Also, Vertrauen und Denken sind gut, aber zu Ende denken ist besser. Schauen wir uns einmal an, warum wir einer hochoffiziellen Institution wie der DGE nicht unser Vertrauen schenken sollten.

Die DGE kümmert sich u. a. um die Förderung und Auswertung wissenschaftlicher Publikationen im Bereich der Ernährungsforschung. Auswertung kommt von Werten, nicht von Erkennen oder Forschen. Auch wenn die DGE forschen würde, täte sie es nicht objektiv, weil doch vier Prozent der Mitglieder aus Wirtschaftsverbänden und Unternehmen stammen. Das nennt man Lobby. Eine Lobby, die schließlich ein Wörtchen mitreden will, damit bestimmte Nahrungsmittel nicht gleich verteufelt werden, obwohl die objektive Physiologie und Medizinforschung täglich neue Ergebnisse hervorbringt, die gegen die Produkte sprechen. Und Lobbyarbeit wird erst möglich, wenn Geld da ist. Geld für Propaganda. Geld nicht nur für Werbung, sondern zu dem Zweck, sich an der Auswertung wissenschaftlicher Studien zu beteiligen. Woher kommt das Geld für diese Propaganda? Von der EU. Tendenziell können Sie davon ausgehen, ehrbare Ziele werden in der EU nicht subventioniert. Klingt etwas polemisch. Glauben Sie mir, ich bin alles andere als politisch, sondern diene der objektiven Naturwissenschaft, die ich nur noch privat betreibe. Wir beide (Birgit Simon und Ralf Neureuter) kennen die so genannte Drittmittel-Forschung im Nahrungssektor und beim Trinkwasserschutz. Die Forscher gieren nach Geld und die Lobby-Unternehmen lassen gerne Geld für die Forschung springen, solange sie Einfluss nehmen können, auf die zu publizierenden Daten. Sonst lassen sie die Forscher fallen wie heiße Kartoffeln.

Das Geld für die Forschung kommt beispielsweise von der Deutschen Südzucker AG und dem Nestlé-Konzern. Sie sind die größten Nutznießer aus der Nahrungsmittelindustrie; sie erhalten den größten Geldbatzen an Subventionen. Insgesamt 34,4 Mio. Euro erhielt nur die Südzucker AG im Jahr 2008. Da bleibt genug für die Kriegskasse, sprich Lobbyarbeit bei Vereinen und Verbänden. Die Auswertungen der Ernährungsforschung der DGE werden natürlich auch für die Ernährungspropaganda herangezogen. Was dabei herauskommt, ist auf der Webseite der Südzucker AG zu lesen (Stand: 03/2013): »Zucker ist ein Nahrungsmittel, dessen ernährungsmedizinische Bedeutung von anerkannten Ernährungswissenschaftlern und Ärzten überprüft ist. Weder die Gesundheit noch die Vitaminversorgung werden durch den in Deutschland üblichen Zuckerverzehr gefährdet.«

Im März 2000 veröffentlichten die wissenschaftlichen Gesellschaften für Ernährung aus Deutschland, Österreich und der Schweiz die »D-A-CH-Referenzwerte für die Nährstoffzufuhr«. Die bisher gültigen Vorgaben für eine gesunde Ernährung wurden so den aktuellen wissenschaftlichen Erkenntnissen angepasst. »Mit Zucker wird ein moderater Umgang empfohlen«, so lautet jetzt die Empfehlung der Wissenschaftler. Damit wird von der strikten Begrenzung des Zuckerverzehrs abgerückt.

Ich denke, das war für die Südzucker AG und Nestle ein ganzes Stück Arbeit, diesen letzten Satz in der Auswertung für sich herauszupressen, entgegen jedweder Vernunft. Übrigens begann die älteste, jemals durchgeführte Ernährungsstudie vor ca. 2,5 Mio. Jahren und endete vor 15.000 Jahren. Genetisch war niemals eine Zuckerzufuhr in der Ernährung vorgesehen. Der Mensch hätte schlichtweg nicht überlebt, so kraftlos und geschwächt durch Heißhungerattacken, die Zuckerkonsum hervorruft.

Ergo kann die Auswertung der DGE grundsätzlich nicht objektiv, sondern nur subjektiv sein. Das liegt in der Natur der Sache. Reine Daten sind objektiv, Auswertungen sind subjektiv. So agiert die DGE seit 1954 mit Beginn ihrer ersten Vereinspublikation in der »Ernährungs-Umschau«. Die DGE wird zum großen Teil aus öffentlichen Geldern finanziert, ist also ein Verein mit Staatszuwendungen aus Ihren Steuergeldern und in der Hand von Lobbyisten zu dem Zweck, Ihre ungesunden Ernährungspläne festzulegen. Ernährungsregeln, die ja scheinbar auch bei Ihnen in die Hose gegangen sein müssen, falls Sie noch dick und frustriert sind.

Aber vielleicht erkennen Sie das Muster: ein Dreieckshandel. Foodindustrie verdient mit Zucker (der ist in jedem Fertigprodukt), Sie werden krank, das Gesundheitssystem fängt Sie auf, Ihr behandelnder Arzt freut sich auf Sie als Dauerkunde. Keiner erwartet von ihm, Sie zu heilen, sondern zu »behandeln«; irgendwie muss auch er von seiner Arbeit leben und die eigenen Rechnungen bezahlen. Am Verschreiben von Pillen verdient wieder die Pharmaindustrie – ein Dreieckshandel.

Es gab mal einen ähnlichen Dreieckshandel: die Sklaverei vom 16. bis 19. Jahrhundert. Schiffe aus England holten Sklaven aus Afrika und verkauften sie an Zuckerplantagenbesitzer in der Karibik.

Zucker wurde von dort nach England verschifft. Sie sehen, Zucker ist eine Pflanze, die die Weltgeschichte bestimmt hat und Sklaverei ermöglichte. Schon damals war die englische Oberschicht zuckersüchtig und litt entsetzlich unter Heißhunger, so dass sie die Sklaverei forcierte. Heute sind wir ähnlich versklavt. Ein Mensch, der sich überwiegend kohlenhydrathaltig ernährt, ist gezwungen, ständig zu naschen, um seinen schwankenden Blutzuckerspiegel zu balancieren. Dabei haben wir die begnadete Anlage, im reinen Fettstoffwechsel in Ruhe über viele Stunden leistungsfähig zu sein – ohne Heißhunger. Denn wir besitzen heute noch denselben Genpool wie unsere Ahnen, die Urmenschen. Sie waren frei und nicht dazu verdammt, alle zwei Stunden etwas essen zu müssen. Erst der Anbau von Getreide und Stärke vor 10.000 Jahren machte den Menschen sesshaft und ermöglichte Sklaverei. Nur mit der Sklaverei konnten Pyramiden errichtet werden. Heute sind es große Konzerne, die weite Teile der Bevölkerung versklaven, mit Zucker und anderem Kohlenhydratmüll. Und um dieses lukrative Geschäft aufrechtzuerhalten, ist jedes Mittel Recht. Dazu gehört die Einführung der politischen Propaganda, die im Dritten Reich erstmals systematisch angewendet wurde.

Sie denken, jetzt übertreibt er aber! Polemik. Nein, ein Ökologe denkt nicht nur an Wiesenvögel, sondern per Definition untersucht er Stoff-, Energie- und Informationskreisläufe in der Geosphäre. Heute müssen wir von »Technosphäre« reden. Wir leben in einer agrarindustriell geprägten Landschaft. Kaum ein Flecken in Deutschland kann als natürlich bezeichnet werden. In dem Sinne ist bei der Ökologie in der Technosphäre nicht nur von Energie zu sprechen, sondern auch von Geld. Geld ist im Grunde nur eine andere Bezeichnung für Energie, die auch thermodynamischen Gesetzen unterliegt. Mit Geld kann man Arbeit verrichten lassen (Lohn durch Arbeit) und auch Menschen versklaven (falsch ernähren und süchtig machen). Wir können auch von einer Informationsversklavung sprechen. Die DGE empfiehlt Ihnen dieses und jenes; Sie halten sich daran – und Sie werden jedes Jahr dicker. Und je dicker Sie werden, umso mehr sind Sie auf

Informationen angewiesen. Dafür ist ja dann die Ernährungsberatung eingerichtet. Fruchtet die nicht, dann liegt das wohl an Ihnen und fehlender Disziplin. Aber glauben Sie dann noch der DGE? Wenn ja, dann wird Sie das Zitat von Prof. Dr. VOLKER PUDEL, dem damaligen Präsidenten der DGE, interessieren: »Die Ernährungsberatung der letzten 50 Jahre hat versagt.« Er sagte das im Hinblick auf die immer dicker werdende deutsche Bevölkerung. Prof. PUDEL war von Hause aus Psychologe, ausnahmsweise kein Mediziner, jedoch glaube ich, ein Psychologe ist mehr der Erkenntnis verpflichtet als ein Arzt. Endlich hat mal einer seine Familienumstände kritisiert. Das liegt ja im Berufsverständnis der Psychologie, erst mal die Umstände zu kritisieren, mache ich ja jetzt auch. Nestbeschmutzer hin oder her, diese Aussage ist so, als würde der Papst die Fehlbarkeit der katholischen Kirche öffentlich anerkennen.

Trotzdem scheint die Autorität der DGE so absolut, dass sie weiterhin päpstliche Unantastbarkeit genießt. Beispielsweise bei der Ausbildung von Ökotrophologen, den Diätberatern, bei Ihrem Hausarzt, den selbstgefälligen wissenschaftlichen Experten im Fernsehen und selbstverständlich in den Schulen. Mit meinen Einschätzungen liege ich nicht ganz daneben, wenn auch Ökotrophologen wie ULRIKE GONDER oder NICOLAI WORM die Kompetenz und Glaubwürdigkeit der DGE kritisieren. Zudem wird der Vorwurf der Steuergeldverschwendung erhoben (vgl. HANS-WERNER LOOSE: Kritik an Ernährungsberatung – Wissenschaftler hinterfragen die Deutsche Gesellschaft für Ernährung, in: *Die Welt* online, 06.09.1999).

»Viel gravierender scheint die Einschätzung mancher Historiker, der DGE mangele es an Auseinandersetzung mit Ihrer Vorgeschichte in der NS-Vergangenheit ...« JÖRG-MARTIN MELZER beispielsweise beschreibt in seinem Buch *Vollwerternährung: Diätetik, Naturheilkunde, Nationalsozialismus, sozialer Anspruch* (Stuttgart 2003) auf ca. 100 Seiten Ernährungsempfehlungen im Dritten Reich. »Auch damals gab es eine DGE (Deutsche Gesellschaft für

Ernährungsforschung), gegründet 1935, auch da wurde der Begriff ›vollwertige Ernährung‹ verwendet. Der Name DGE und dieser Begriff Vollwerternährung hat mit all seiner dahinter steckenden Ideologie wie ein deutsches Bollwerk die Jahrzehnte überstanden und den Erkenntnissen aus Wissenschaft und Forschung respektlos getrotzt. Mit folgender Konsequenz: Der Fettkonsum ist in den letzten 50 Jahren kontinuierlich zurückgegangen ...« – nachzulesen bei Prof. Dr. HELMUT HESEKER (Universität Paderborn, seit 2010 Präsident der DGE) mit seinen statistischen Auswertungen. Gleichzeitig wird die Bevölkerung immer dicker. Auch ein Fakt. Die DGE empfiehlt weiterhin mit gutem Gewissen, mehr Kohlenhydrate zu essen und weiterhin auf Fetteinschränkung zu achten. Mehr Kohlenhydrate ... obwohl eindeutig fest steht, dass Kohlenhydrate nicht essentiell sind. Die Unverbesserlichen. Daher hatte Prof. Pudel vollkommen Recht: »Die Ernährungsberatung der letzten 50 Jahre hat versagt.«

Und glauben Sie mir, selbst wenn Sie der DGE weiterhin Glauben schenken, was ja Ihr gutes Recht ist, werden Sie mit der praktischen Umsetzung der DGE-Empfehlungen schwer klar kommen. Denn wie setze ich die Empfehlung, 50 % meiner Energie aus Lebensmitteln wie Brot, Kartoffeln, Nudeln usw. um, bevor ich weiß, was die 100 % sein werden am Tag? Und wenn Kohlenhydrate nicht essentiell sind, wieso soll dann die Hälfte meines Essens daraus bestehen? Wieso werden nur ein bis zwei Portionen Seefisch pro Woche empfohlen? Brauche ich an den anderen fünf Tagen keine Omega-3-Fettsäure, um das Herz zu schützen? Wieso werden hier nicht Oliven- und Leinöl aufgeführt? Und warum soll ich immer noch Wurstwaren essen? Selbst die fettarmen enthalten zu 80 % schlechtes Fett. Wieso werden nicht endlich Alternativen zum Kalziumlieferanten Milch aufgeführt? Brokkoli liefert genauso viel und Grünkohl doppelt so viel Kalzium wie Milch. Soll der Verbraucher sich das alles selbst erarbeiten? Wozu dann die DGE?

Wieso werden immer noch Lebensmittel aus Vollkorn ausgelobt? Wieso wird propagiert, dass Vollkornbrot, Vollkornnudeln usw.

gesünder seien als weißes Mehl? Das ist nicht so. Reine Nebelbomben. Da ja mittlerweile tatsächlich jedes Kind weiß, wie ungesund Weißmehl und Zucker sind, schlucken alle gerne die Nachricht mit dem guten Vollkorn. Es ist zum Bespiel längst bewiesen (aber noch nicht wirklich öffentlich bewusst), dass zum Beispiel Weizenvollkornbrot einen viel höheren *glykämischen Index* hat als Snickers.

Der glykämische Index sagt etwas aus über die Geschwindigkeit der Insulinbereitstellung. Reiner Zucker (= Glucose) jagt den Blutzucker am schnellsten nach oben und provoziert die höchste Insulinausschüttung, ist deshalb der Referenzwert von 100 (= besonders schlecht). Je niedriger der glykämische Index ist, umso gesünder ist also das Lebensmittel. Jetzt hat Glucose also einen glykämischen Index von 100, Weizenvollkornbrot einen von 72, Weißbrot einen von 69, Müsli aus geschrotetem Weizen einen von 67, Tafelzucker einen von 59, Marsriegel einen von 68 und Snickers einen von 41. Huch!

Rechnen wir jetzt noch in *glykämischer Last* (das Produkt aus glykämischem Index und Gesamtkohlenhydratmenge), dann wird klar, dass es am Ende des Tages rein auf die Gesamtkohlenhydratmenge ankommt, will man gesund bleiben. Sofern Sie ein durchschnittlich bequemes Leben mit sitzender Tätigkeit genießen, braucht Ihr Körper weniger als 100 g Kohlenhydrate täglich. Er kommt auch sehr gut mit 50 g zurecht, hat er sich erst umgestellt. Gesünder als die übliche Kohlenhydratmast ist es allemal. Die empfohlenen vier bis sechs Scheiben Vollkornbrot liefern schon 100 g Kohlenhydrate. Dazu drei Kartoffeln, machen 40 g, und ein Apfel mit 15 g. Schon haben Sie sich locker 155 g Kohlenhydrate einverleibt. Wahrscheinlich mit recht gutem Gewissen, denn hier wurden keine süßen Obstsorten, Marmelade, Kuchen und Ähnliches aufgezählt.

Weizenvollkornbrot hat pro 100 g eine höhere glykämische Last (6.100) als das Snickers (5.550). Das soll Sie selbstverständlich nicht animieren, zum Frühstück Schokoriegel zu essen, sondern einfach mal ganz neu über das tägliche Brot und andere leere Kohlenhydrate auf Ihrem Teller nachzudenken.

In einer Krankenschwesterstudie (*Am. J. Clin. Nutr.* 2000, 71 (6): 1455) wurden über zehn Jahre lang die Ernährungsgewohnheiten von 75.521 gesunden Frauen zwischen 38 bis 63 Jahren erfasst. Sie gaben Auskunft über ihr Essverhalten, genauer: über die Gesamtmenge an Kohlenhydraten pro Tag, noch genauer: über die glykämische Last (man zählte Index, Menge und Häufigkeit der Mahlzeiten). Dann stellte man die täglich gegessenen Kohlenhydrate den entstandenen Krankheiten gegenüber und stellte fest, dass die Frauen, die am meisten Kohlenhydrate verzehrten, ein doppeltes Risiko für Herzinfarkt gegenüber der Gruppe mit der geringsten Menge.

Ich verstehe nicht, wie die DGE so verantwortungslos sein und immer noch eine Ernährungs-Pyramide aushängen kann, deren Basis reine Kohlenhydrate sind.

Sich so zu ernähren, hatte Sinn gemacht, als es darum ging, die Bevölkerung durch den Krieg und die schwere Zeit danach zu bringen. Für die heutigen Umstände passt es nicht mehr.

Und wer jetzt denkt: »Ja, aber vom Getreide kann mein Körper auch die Mineralien nutzen«, den muss ich leider auch enttäuschen: Bis zu 80 % werden die Mineralien, die sich im ganzen Korn mal befunden haben, beim Prozess des Mahlens (auch das volle Korn muss behandelt werden) und vor allem beim starken langen Erhitzen (bis ein Brot entsteht) vernichtet.

Kurz: Da Kohlenhydrate die Fettverbrennung stoppen, sind die Empfehlungen der DGE für erfolgreiches, gesundes und nachhaltiges Abnehmen nicht geeignet.

64...weil es Werbung gibt

Wahrscheinlich müsste man auf eine Alm ziehen, um sich dem Einfluss von Werbung hundertprozentig entziehen zu können.

Werbung ist einfach ständig da, sichtbar oder hörbar; schon mein Sohn trällert Werbeliedchen. Wir werden beworben, ohne dies aktiv anzufordern. Das hat natürlich einen gewissen Einfluss auf uns. Sehen wir zum Beispiel ein Produkt im Supermarkt, das wir schon zuvor in einer Werbung wahrgenommen haben (bewusst oder unbewusst), so »sehen« wir es nun zum zweiten Mal. Und wir sind eher geneigt, es zu kaufen, weil wir meinen, es besser zu kennen als das Produkt daneben.

Werbung wird von Menschen gemacht. Eventuell haben wir sogar Freunde, die in der Werbebranche tätig sind. Alles keine schlechten Menschen! Und doch wird gelogen in der Werbung. Jedes Kind weiß das. Keiner will es wahr haben bzw. hofft jeder, unwahren Behauptungen nicht auf den Leim zu gehen. Behauptungen, die ihre irre Prämisse sowie ihre Absicht bunt verschleiern. Behauptungen, die wie Fakten dargestellt werden und zwar spannend, emotional, kurzweilig. Es wird übertrieben, weggelassen, verkürzt, wissenschaftlich dargestellt usw.

Wenn wir das alles wissen, ja, wo ist denn da die Gefahr? Eine Gefahr besteht tatsächlich für unsere Gesundheit. Denn ob des Wissens um die Lügereien ist da diese Hoffnung in uns, dass der Mensch gut ist. Diese Hoffnung lässt uns annehmen, dass jede Lüge einen wahren Kern habe. Nein, ganz sooo anlügen wird man mich doch jetzt wohl nicht, nein, nicht in dieser Zeitschrift, die ist nämlich seriös.

Bei den Produkten, die wir konsumieren, wollen wir nicht enttäuscht werden. Außerdem hätten wir immer gerne Recht. Also hoffen wir hier umso mehr auf hohen Wahrheitsgehalt der betreffenden

Werbung. Einfach auch, um nicht dumm da zustehen, erliegen wir der Illusion, dass uns ein leckeres Trinkjoghurt-Erzeugnis bei der Verdauung unterstützt.

Bei den Produkten, die wir lieben, uns aber abgewöhnen wollen, mühen wir uns ab, unser Ziel abzuschirmen. Wir kaufen die Schokolade nicht, damit sie nicht im Haus ist, wir betreten den Supermarkt nur pappsatt, wir haben Nüsse in der Tasche, um im Kino kein Magnum zu kaufen ... – guter Plan: Zielabschirmung und Lieblingsdickmacher abgewöhnen! Und genau das wird schwer durch Werbung. Denn da sind Fachleute am Werk. Nicht der Schauspieler im Arztkittel, der uns ein Märchen erzählt, ist der Experte, sondern der Werbefachmann. Der hat mit seinem Team wochenlang an dem Werbespot herum gefeilt und gearbeitet. Sein Fachgebiet: menschliche Wahrnehmung, effektive, emotionale Kommunikation und Schwächen, die einen Kaufimpuls zur Folge haben.

Und da meinen Sie, Sie könnten Werbung sehen und wären vor Appetit-Impulsen gefeit wie eine Teflonpfanne vorm Anbrennen?

65...weil wir nur auf eine Lösung schauen

Wolfgang schwört auf die positive Wirkung von L-Carnitin. Das hat er sich jetzt besorgt, um endlich (und zwar flott) abzunehmen!

Und er kann uns auch lückenlos und überzeugend herleiten, dass L-Carnitin die Fettverbrennung anregt. Soweit stimmt die Prämisse. Schwierig wird es mit der Praxis. Wolfgang wünscht sich die Folge von erhöhter Fettverbrennung: Er will nämlich Körperfett statt Muskelmasse verlieren. So weit, so gut. Er kauft sich L-Carnitin und nimmt es ein, wie es empfohlen wird. Sonst ändert er nichts weiter an seinen Gewohnheiten.

L-Carnitin haben wir in jeder Muskelzelle. Der Körper stellt es selbst her und es steckt im Essen. Logischerweise hauptsächlich in Essen, was Muskelzellen enthält: Fleisch und Fisch.

L-Carnitin ist ein Eiweiß, das Muskeln zur Fettverbrennung brauchen. L-Carnitin ist das Transportschiffchen, das die Fettmoleküle in die Mitochondrien bringt. Die Mitochondrien sind die Verbrennungsöfchen in unseren Zellen. Was Wolfgang erfahren hat, hatte man in Studien herausgefunden: L-Carnitin kurbelt die Mobilisation von Fett aus der Hüfte an! Also mehr L-Carnitin = mehr Transport von überflüssigem Fett, ab in die Verbrennungsstelle. Das hat man bei Mäusen festgestellt. Auch bei Menschen. Jedoch nur bei Menschen, die laufen und sich bewegen. Das tun Mäuse nämlich auch, freiwillig, den ganzen Tag.

Wolfgang kann so viele Transportschiffchen (= L-Carnitin) haben, wie er will, und so viel Fett wegtransportieren, wie er kann: Wenn nicht genug Öfen da sind, wird nicht genug verbrannt. Dann lagert der Körper das Fett einfach wieder ein.

Man könnte sich einen Stau vor einem Kohleofen vorstellen. Eine lange Reihe Lorenwagen voller Kohle wartet, weil nur ein Ofen für alle da ist.

Wie er die Ofenanzahl erhöhen könnte? Wolfgang müsste für den gewünschten Erfolg seine Muskeln bewegen, damit mehr Mitochondrien bilden, die dann die Arbeit tun, die er sich erhofft.

Nur auf einen Stoff zu setzen, nur ein Zahnrad im System verändern zu wollen, kann nicht funktionieren.

Ach ja, Laufen hat natürlich noch viel mehr Vorteile, als den eben beschriebenen. Und übrigens steckt viel Carnitin in Schaffleisch, gefolgt von Rind- und Schweinefleisch, Milch und Milchprodukten, Eiern. Vollkornprodukte, Obst und Gemüse enthalten nur wenig.

66...weil wir dick sind

Rafaela isst, weil sie sich nicht gut fühlt. Natürlich weiß sie, dass sie übergewichtig ist. Schließlich muss sie täglich die XXXL-Hose im Schweiße ihres Angesichts über die eigenen überbreiten Hüften zerren. Doch diese traurige Tatsache allein hilft ihr nicht. Nur weil sie schon dick ist, hat sie nicht weniger Hunger als eine schlanke Person.

Ihr Hungergefühl wird sich durchschnittlich nicht von dem einer vergleichbar schlanken Person unterscheiden. Ihr Stoffwechsel sehr wohl!

Und das ist wirklich zum Haare raufen!

Ab einem BMI (= Bodymassindex, Einstufungsparameter für dick, schlank etc., berechnet sich so: Körpergewicht in Kilo geteilt durch Körpergröße in Metern zum Quadrat) von > 40 läuft stoffwechseltechnisch so einiges aus dem Ruder. Unser Körper, der immer bemüht ist, Schaden zu begrenzen, auszugleichen, zu reparieren, Gifte aus zu schleusen usw., scheint ab einer gewissen Menge Körperfett sich selbst zerstören zu wollen.

Menschen mit derart großer Fettmasse haben im Verhältnis dazu wenig Muskelmasse. Muskeln sind aber die einzigen Orte, wo Fett verbrannt wird. Man kann sich ausrechnen, dass das Verhältnis ab einem gewissen Körperfettanteil kippt, so dass es gar nicht mehr möglich ist, in 24 Stunden genug Fett zu verbrennen, damit man an Körperfett abnimmt. Um den Grundumsatz maßgeblich zu steigern, müsste man sich deutlich mehr bewegen. Bei sehr großer Körperfülle ist das beschwerlich und nur eingeschränkt möglich.

Ein zusätzliches Problem ist der ungünstig veränderte Glukosestoffwechsel bei Adipositas. Viele Insulinrezeptoren sind resistent. Das heißt, die Körperzellen werden nicht ausreichend mit Zucker versorgt, den sie dringend brauchen, weil die »Grenzen«

dicht sind wie einst die Berliner Mauer. Die Rezeptoren sind wie Zollbeamte und die streiken im Fall sehr krasser Fettleibigkeit irgendwann. Als Folge davon fühlt sich der Mensch schlecht und die Gedanken kreisen ums Essen, vor allem um süßes und fettiges Essen, weil Energie in den Zellen fehlt.

Ab einem gewissen Umfang bewegt sich der Körper gesundheitlich auf einer Spirale nach unten, die nur durch wirklich krasse Maßnahmen durchbrochen werden kann. Mit normalen Methoden bleibt Abnehmen bei sehr hohem BMI eine lebenslange Beschäftigung mit Sünde und Verzicht.

67 ...weil wir glauben, alles alleine schaffen zu müssen

Manche Menschen denken, sie hätten keine Unterstützung verdient. Sie sehen es als eine Art Buße an, sich nun allein mit dem Ergebnis Übergewicht herumschlagen und den angerichteten Schaden wieder gut machen zu müssen.

Andere wiederum denken, sie bräuchten keine Unterstützung. Denn: »So etwas Alltägliches wie Abnehmen mach ich selbst! Ein Schwächling ist, wer hier Hilfe braucht!«

Gut, wieder andere sind davon überzeugt, dass ihre Erfolge beim Abnehmen weniger wert wären, wenn sie mit Unterstützung schlank würden.

Und es gibt die Menschen, die partout keine Unterstützung wollen, da sie befürchten, dadurch unter Druck zu geraten. Denn wenn sie beim Abnehmen mit anderen zusammen »arbeiten«, sind sie unter Beobachtung und fühlen sich gezwungen, *es* durchzuziehen. Dabei haben sie doch so schlechte Erfahrungen mit Zwang, Druck und Zielsetzungen.

Wie Sie, verehrter aufmerksamer Leser, sofort bemerkt haben, sind alle oben aufgezählten Gedanken und Überzeugungen keine Wahrheiten und Fakten, sondern eben lediglich Gedanken und Glaubenssätze. Es ist nicht immer kinderleicht, aber immer möglich, solche Glaubenssätze zu verändern. Unsere Gedanken sind ja bekanntlich frei! Und wie ein weiser Mann mal treffend formulierte, ist unser Kopf rund, damit die Gedanken die Richtung ändern können.

Und das ist die gute Nachricht: Ihre Meinung über Unterstützung ist veränderbar! Denn, wie ich meine, kann es sein, dass ohne jegliche Unterstützung Ihre Lebenszeit evtl. nicht ausreicht, um noch vor Ihrem Tod Ihr Wunschgewicht zu erreichen. Warum nicht von Erfolgreichen lernen? Wieso nicht positive Erfahrungen von anderen nutzen, von bereits zusammengefassten wissenschaftlichen Erkenntnissen profitieren? Wozu immer und immer wieder schon lange widerlegten irren Theorien und Ideologien auf den Leim gehen? Wieso nicht das nehmen, was sich als erfolgreich und nachhaltig erwiesen hat? Wieso also nicht mal jemanden um Rat fragen, der erfolgreich schlank geworden und geblieben ist?

Es ist mit einigen Hindernissen zu rechnen auf dem Weg zur Traumfigur – und die sind gemeinsam eindeutig leichter zu überwinden. Wenn meine Familie, Kollegen, Freunde usw. nicht wissen, welches Ziel ich verfolge, könnten sie dem unbewusst entgegenwirken, schließlich bin ich ja immer ganz glücklich gewesen, brachte man mir eine Kleinigkeit vom Bäcker in der 10-Uhr-Pause mit.

Und wir wissen alle, dass es sich allein viel leichter veräppelt!

68...weil wir nicht vernünftig handeln

Vernünftigem Handeln liegt vernünftiges Denken zugrunde. Wenn ich etwas Neues tun will, etwas, womit ich noch keine Erfahrungen gesammelt habe, dann kann ich nicht davon ausgehen, dass mein Vorhaben sofort hundertprozentig gelingt. Ich werde also auch erfahren, was nicht funktioniert.

Ein Beispiel: Ich ziehe um, habe nun ein Haus mit Garten und denke mir: »Ich baue jetzt mein Lieblingsgemüse selbst an!« Gedacht, getan. Was meinen Sie? Werde ich in der ersten Saison alles ernten, was ich mir beim Aussäen und Anpflanzen ausgerechnet habe? Natürlich nicht. Das meiste, was ich ernten werde, sind Erfahrungen. Erfahrungen, die mir in der zweiten Saison eine große Hilfe sein können. Welche Gemüsesorten wachsen auf dieser Erde am besten und welche nicht, welche Pflanze braucht die Mauer im Rücken, welche die meiste Sonne usw. Ich werde also viele Erfahrungen machen. Diese kann ich nutzen und meine künftigen Vorhaben danach ausrichten. Denn ich kenne das Prinzip "Trial and Error", was so viel bedeutet wie »Versuch und Irrtum«. Jeder Irrtum bringt mich weiter. Natürlich nur insofern ich mir den Irrtum genau ansehe, ihn nicht bewerte, mich nicht unnötig lange mit Enttäuschung und Ärger aufhalte, sondern die Erkenntnisse für mein weiteres Vorgehen nutze. Voraussetzung ist also Bereitschaft, immer wieder den geplanten Kurs aufzunehmen und weiterzumachen. Weiterzumachen und mich nicht von Rückschlägen und Fehltritten vom Kurs abbringen zu lassen, das nenne ich vernünftiges Handeln. Das haben nicht viele Leute drauf. Die meisten setzen sich nach einem Fehlschlag hin und jammern: »Ich nehme einfach nicht ab, obwohl ich XYZ tue und ABC lasse … heul!«, »Jetzt mache ich schon so viel Sport« (vergesse jedoch leider, mich ausreichend zu regenerieren) oder: »Jetzt spare ich mir schon so viele Kohlenhydrate ein« (außer mein Feierabendbier, das muss doch wohl trotz Diät drin sein!).

Da bleiben diese Menschen oft gefrustet sitzen, anstatt XYZ als »funktioniert nicht« abzuspeichern, Amen dazu zu sagen und weiter zu suchen mit CDE oder FGH … bis das persönliche Ziel erreicht ist, bzw. zu erforschen, was genau nicht funktioniert hat an XYZ, um eben eine Abwandlung davon auszuprobieren.

Planen und vernunftgesteuertes Handeln unterscheidet den Menschen vom reizgesteuerten Tier. Mein Hund reißt mir sein Lieblingsfressen aus der Hand, ich dagegen kann mit meinem Verstand entscheiden, ob ich mein Lieblingsessen sofort, später oder gar nicht esse!

69...weil wir andere Prioritäten haben

Birte will wirklich abnehmen. Sie ist eine intelligente, 50-jährige Frau, die sich einfach noch etwas besser, beweglicher und weiblicher fühlen möchte. Für dieses Ziel sollen insgesamt acht bis zehn Kilos purzeln. Sie kennt ihre Schwächen, sie weiß woran es hapert. Immer mal wieder kriegt Birte die Kurve und ändert eine Sache in ihrem Alltag. So hielt sie sich zum Beispiel an eine Zucker- und Süßigkeitenabstinenz, machte eine intensive Sportphase und ein Dinnercancelling etc.

Doch bisher konnte sie keine der Verhaltensänderungen, die ihr immerhin jeweils wenigstens vier Kilo schmelzen ließen, so lange durchziehen, bis die zehn Kilo weg sind und weg bleiben. Wieso nicht? Weil Birte andere Prioritäten hat! Da sind drei Kinder mit großen und kleinen Problemen, Geldsorgen, ein neuer Job mit Einarbeitung, schlaflosen Nächten, Aufregung, Umorganisieren des eigenen Haushalts und der Kinderbetreuung und, und, und.

Die neuen, unberechenbaren Prioritäten lassen Birtes Abnehmpläne jeweils nach unten rutschen in der Rangliste der Wichtigkeit. Da die neue Gewohnheit, etwa morgens zu laufen, noch nicht soweit zur lieben Gewohnheit geworden ist wie die Lieblingsserie am Freitagabend mit Rotwein, fällt Laufen unter den Tisch. Abnehmen muss warten, bis die Kinder groß und aus dem Haus sind, bis der Job Routine ist, kurzum – bis es tatsächlich Priorität hat.

70 ...weil wir glauben zu wissen, wie es geht

Dicke Deutsche sind Diätexperten und wissen, wie man ein gesundes Leben führt. Sie wissen, wie es geht, tun es aber nicht. Genauso gibt es Millionen Fußballtrainer und experten bei großen Fußballereignissen − in Wohnzimmern, im Fernsehsessel. Wer von all denen weiß wirklich von der Komplexität des Fußballs oder kann noch mit seinem Sohn auf dem Rasen mithalten und kicken, ohne sich nach zwei Minuten mit hochrotem Kopf − Knie und Rücken haltend − vom Rasen zu taumeln?

Ähnliches geschieht beim Thema Abnehmen. Wir meinen ernsthaft zu wissen, wie es geht. Ohne unser Wissen überprüft zu haben, leben wir in der Gewissheit, dass wir ja eigentlich alles darüber wissen. Was zu tun und zu lassen ist; welche Ernährung wohin führt, zu welcher Tageszeit es fatal wäre zu essen, ob und wie viel Bewegung wichtig ist, wir kennen Geschlechter- und Altersunterschiede etc. Egal, wir gehen davon aus, zu wissen, wie man abnimmt, als gehöre das zum Allgemeinwissen. Außerdem stehen die neusten wissenschaftlichen Erkenntnisse zusammengefasst in jeder TV-Zeitschrift. Man kommt also um das Wissen gar nicht drum herum. Und so sind wir uns *sicher*, genug Ahnung davon zu haben.

Sollte dann der Tag kommen, an dem wir selbst abnehmen wollen, greifen wir auf diesen Wissensschatz zurück und stellen fest, dass echtes Verstehen erst beim echten Tun erfolgt. Je mehr wir uns tatsächlich mit dem Abnehmen beschäftigen, je mehr Erfahrungen wir am eigenen Leib machen, desto mehr werden Goethes weisen Worte wahr: »Mit dem Wissen wächst der Zweifel.« Denn wir wissen nicht, wie unser Körper reagiert, bevor wir es nicht ausprobiert haben.

Wir hatten einen Haufen an Informationen und meinten viel gewusst zu haben. Zu Wissen werden Informationen jedoch erst, wenn man sie eigens überprüft hat.

Wie oft haben mir Kunden schon versichert, sie wüssten, wie das Abnehmen geht. Sie würden sich auch gesund ernähren − mit viel Vollkornbrot und so!

Dann frage ich mich immer, wieso sie nicht die gewünschten Ergebnisse haben, wenn sie doch wissen, wie es geht.

71...weil wir nach unseren Naschattacken nicht unmittelbar messbar Fett ansetzen

Rafael ist auf dem besten Wege, sein Zielgewicht zu erreichen. Er wog vor 2 ½ Jahren noch 98 kg und jetzt zeigt die Waage nur noch 83 kg. Sein Ziel sind 15 % Körperfett, 75 kg Körpergewicht und 100 % Vitalität. Er weiß, dass er es erreicht − eines Tages. Was ihn allerdings so richtig ärgert ist, dass er schon lange am Ziel sein könnte. Wären da nicht die Rückschläge gewesen. Was bisher geschah: Rafael hat seine Lebens- und Ernährungsweise gefunden. Das sieht so aus: Er läuft allmorgendlich, lässt leere Kohlenhydrate weg, isst viel Gemüse, nutzt gute Eiweißquellen, meditiert dreimal täglich, hält Powernaps und sorgt gut für sich, für Ausgeglichenheit und für alle anderen Bedürfnisse. Soweit so gut.

Wären da nicht die 14-tägigen Besuche bei seinen Eltern. Es ist ein ungeschriebenes Gesetz, dass Rafael dort jeden zweiten Sonntag zum Mittagessen hinfährt. Vorher ist er eine extra lange Runde gelaufen. Auf der Hinfahrt nimmt er sich vor, nur Fleisch und Gemüse zu nehmen − und natürlich auf den Nachtisch zu verzichten. Doch seine Mutter schafft es, mindestens einen selbst gemachten Semmelknödel auf seinem Teller zu platzieren. Begleitet von dem Gedanken, dass er ja schließlich auch trainiert und verbrannt habe, nimmt er den zweiten Knödel. Wenig später steigt ihm der Duft von Kaiserschmarrn, seinem Lieblingsdessert, in die Nase ... Nur knapp zwei Stunden nach der Ausnahmevöllerei kommt Kuchen auf den Tisch. Rafael will nur Kaffee, eigentlich. Eine Tasse Kaffee, die tut jetzt gut, gegen die Müdigkeit. Den Kaffee genießend, hat er die ganze Zeit seinen Lieblingskuchen vor der Nase. Plötzlich: »Ah, jetzt ist es eh egal, heute ist eh gelaufen ...«, lässt Rafael sich treiben und nimmt sich ein Stück.

Würde auf den kohlenhydratseligen Sonntag direkt – und ich meine direkt, am nächsten Morgen – die Hose kneifen und die Waage mehr Gewicht und mehr Prozent Körperfett anzeigen, dann, ja dann wäre der Schock wahrscheinlich so groß, dass es Rafael ganz übel würde bei dem Gedanken an einen nächsten Ausrutscher. Aber am nächsten Morgen passiert nichts Derartiges. Rafael nimmt trotz der Schlemmerorgie noch weitere fünf Tage nicht zu. Erst am sechsten Tag bekommt er die Rechnung auf der Waage präsentiert.

Nur weil die Konsequenzen nicht direkt auf die Ausrutscher folgen, nehmen wir sie nicht ernst. Als könnten wir uns vor ihnen verstecken, als könnte es Ausnahmen geben und der Kuchen würde nur dieses eine Mal einfach so durch den Körper rutschen. Dieses Denken erinnert an das ausgelassene Bestellen in Onlineshops, mit langem Zahlungsziel, Shoppen mit Kreditkarte, so als würden wir nie bezahlen müssen, nur weil wir es *heute* noch nicht müssen!

72...weil wir immer dumme Sprüche und Ausreden haben

Detlev weiß, dass er zu dick ist, um gesund ein hohes Alter zu erreichen. Da er es weiß, braucht es ihm niemand zu sagen. Doch wird er immer wieder – wahrscheinlich aus Sorge und ähnlich ehrrühriger Motive – auf seine Fettleibigkeit hingewiesen. Oft in Form gut gemeinter Tipps. Darauf reagiert Detlev schon aus

Gewohnheit mit dummen Sprüchen. Und so sind die Jahrzehnte ins Land gezogen, ohne dass er einem der Tipps gefolgt ist oder an Gewicht verloren hat. Das mit den flapsigen, schlagfertigen Sprüchen hat sich verselbstständigt. Ihm ist weder bewusst, was er sagt, wenn er kontert, noch fällt seinem Gegenüber auf, wie eingefahren die Konversation mit Detlev beim Thema Übergewicht ist. »Das Leben ist zu kurz, um immer nüchtern zu sein!«, »Was wäre ein Leben ohne Genuss?«, »Ach komm, so jung sind wir nie wieder zusammen!« und: »Fasten kann ich noch, wenn ich tot bin.« So und so ähnlich bringt Detlev seine Kegelbrüder zum Lachen, während sie sich lustig zuprosten, wohl wissend, dass die vertilgten Biermengen am Kegelabend donnerstags eine gefährliche Mast für seinen Körper bedeuten. Und nach bierseligem Kegeln geht's noch in die Pommesbude: »Morgen ist auch noch ein Tag!«

Ein neuer Tag, äh, wofür? Für neue Sprüche? Neue Hoffnung, dass sein Körper eine Ausnahme darstellt und ihm den Lebensstil nicht übel nimmt? Oder der Tag, an dem sich Detlevs Gefäße endgültig zusetzen?

73...weil wir am falschen Ende sparen

... nämlich an den Inhaltsstoffen. Jürgen und Sabine wollen Gewicht verlieren, indem sie weniger Fett essen. Deshalb kaufen sie viele Light-Produkte. So können sich beide weiterhin Brote mit Wurst und Käse belegen, sparen aber Fett bzw. nehmen mit der gleichen Anzahl belegter Brote weniger Fett auf als mit herkömmlicher Wurst. Soweit passt die Rechnung.

Eines schönen Tages hatten Jürgen und Sabine Richtfest: Eine freundliche Nachbarin brachte ein großes Tablett mit herrlichen Schnittchen. Nach deren Genuss stellte das Paar überrascht fest, dass es viel befriedigter war, als mit dem gewohnten Light Aufschnitt.

Kein Wunder – das kann man sogar im Gehirn messen. Wissenschaftler der Universität Tübingen haben in einem Versuch gezeigt, dass schon eine halbe Stunde nach Verzehr fettreichen Joghurts die Aktivität des Hypothalamus gedrosselt ist (Hypothalamus = Hirnregion, zuständig für das Hungergefühl), jedoch die Aufnahme von fettarmem Joghurt das Gehirn völlig unbeeindruckt ließ.

Das kann schnell dazu führen, dass man nach dem Genuss von Light-Produkten unbefriedigt ist. Wir haben nicht das bekommen, was uns der Anblick der Käsestulle vorgegaukelt hat; unser Hungergefühl bleibt aktiv, wir bleiben »offen« für mehr vom selben oder eben von Käse, der uns das Fett liefert, wonach er aussieht.

Fast noch fataler ist es mit eigentlich »süßen« Lebensmitteln, die aber statt Zucker Zuckerersatzstoffe enthalten.

Wenn Süßes unsere Zunge kitzelt, reagiert unser Körper automatisch, denn »Süßes« heißt in natürlichen Lebensmitteln in der Regel für den Körper oder genauer für die Bauchspeicheldrüse: Jetzt kommt Zucker! Und um den erwarteten Blutzuckeranstieg abzumildern und den erhofften Zucker schneller umsetzen zu können, schüttet die Bauchspeicheldrüse Insulin aus – Insulin unterstützt den Zuckerabbau. Dieser Insulinreflex folgt also prompt auf den süßen Reiz, ganz gleich ob tatsächlich Zucker in der Nahrung ist oder nicht. Und hier beginnt ein Teufelskreis: Der durch bestimmte Süßstoffe ersetzte Zucker suggeriert Süßes, lässt Insulin ausschütten und den ohnehin niedrigen Blutzuckerspiegel noch mehr fallen. Insulin sorgt dafür, dass der im Blut kreisende Zucker in die Zellen geschleust wird, womit der Blutzuckerspiegel wieder tief ist, was uns nach Zucker gieren lässt. Die Konsequenz: das Hungergefühl nimmt zu und wir bekommen Heißhunger. Jetzt ist es nur noch eine Frage der Zeit, wann das Hungergefühl so groß wird, dass von den Diätgewohnheiten abgewichen und doch wieder mehr gegessen wird. Dann werden mehr Kalorien aufgenommen, als durch die kalorienfreie Süße zunächst eingespart wurden.

Kaum ein Verbraucher wird wissen, dass Süßstoffe als Masthilfsmittel in der Schweinezucht eingesetzt werden. Auch im Stall heizen Süßstoffe den Appetit an, die Schweine fressen mehr. Somit wiegen sie mehr und der Bauer verdient mehr, logisch.

74...weil uns Essen Freude machen soll

Niemand hat jemals zur Strafe Schokolade bekommen. Für den verlorenen Schlüssel, die zerschossene Fensterscheibe oder die Fünf in der Mathearbeit gab es keinen Lolly und kein Eis. Süßes gibt es in der Regel für gute Taten. Für den besonderen Anlass. Einen Unterschied machen zum Alltag, nachdem das Kind tapfer war beim Arzt oder damit es auf der Reise etwas Schönes, eine schöne Erinnerung an zu Hause auspackt und sich bei Heimweh trösten kann. Weihnachten wird schon automatisch mit vollen Bäuchen und die gesamte Weihnachtszeit mit Gewichtszunahme in Verbindung gebracht. Das scheint so selbstverständlich und unumgänglich, dass wir uns seufzend den Traditionen beugen. Warum?

Weil wir denken, dass müsse der Preis für Freude sein. Ohne bunte Teller, Riesenschokoweihnachtsmänner & Co wäre es nicht wie immer. Und diese Dinge brachten und bringen doch Freude, oder? Mhm, mal sehen. Es gibt ja sogar Leute, die mögen keine Schokolade, Völker, die nichts von dem kennen, was wir uns so gerne gönnen. Die wiederum gönnen sich Leckereien, vor denen wir uns ekeln. Sind die dann automatisch freudloser? Natürlich nicht. Selbstverständlich haben wir nur fortgeführt, was wir von unseren Eltern, Großeltern usw. gelernt haben: »Iss was Leckeres, und es geht dir besser.« Dazu mussten wir erst von ihnen lernen, was lecker ist. Das wird besonders deutlich, schaut man mal über den Tellerrand, z. B. nach Mexiko. Dort gibt es scharfe Süßigkeiten, zum Beispiel mit Honig und Chili ummantelte Nüsse, kandierte, scharf gewürzte Früchte u. v. a. m. Das wird den kleinen Mexikanern als lecker, gut und als Belohnung gelehrt. Wie reagiert Ihr Kind, Enkel,

Neffe, auf Chili-Nuss-Schokolade oder auf salziges Popcorn? Sie sehen, Geschmack ist definitiv eine Frage der Gewöhnung. Grundsätzlich haben Menschen die Neigung, Süßes zu mögen, sich damit jedoch gute Gefühle, wie Freude, Trost usw. zu verschaffen, ist angelernt. Wir haben diese Verknüpfung leider nicht überprüft, sonst würden wir schnell merken, dass es sich um ein ausschließlich kurzfristiges Vergnügen handelt und das Essen an sich keine Freude macht; den Effekt schreiben wir dem Essen schlichtweg *zu!* Die Freude bringen wir selbst mit.

75...weil Essen gesellig ist

An unser Essen haben wir Menschen eine Menge Ansprüche. So soll es möglichst lecker, viel, gesund, schnell gemacht, leicht verdaulich, billig, aus der Region, besonders exotisch, scharf, süß, salzig, fettig oder fettarm, kalt oder heiß oder warm sein – und es soll wach machen, beruhigen, duften und was auch immer oder Teile davon. Diese Erwartungen an unser Essen sind meist unbewusst. Wir müssten sie uns also aktiv bewusst machen, um sie zu erkennen.

Darüber hinaus wird oft erwartet, dass Essen etwas Geselliges sein soll. Nichts Ungewöhnliches, werden Sie jetzt denken. Wozu gäbe es sonst die üblichen Verabredungen zum Essen. Die Einladungen an Feiertagen und zu Festen sind meist auch Einladungen zum Essen.

Doch kann Essen gesellig sein? Kann Essen das leisten? Nein, denn dann wäre Essen immer gesellig – auch wenn wir allein essen.

Können Menschen gesellig sein? Ja, Menschen können das und zwar absichtlich mit mehr oder weniger Aufwand, je nach Gemüt, Tagesform und Stimmung.

Was wir also fälschlicherweise vom Essen erwarten, darum müssten wir uns selbst kümmern. Wollen wir es also gesellig haben, so müssen wir selbst bereit dazu sein und alles tun, um Geselligkeit herzustellen. Das geht bei einfachem Beisammensein, einer Wanderung, einem Spiel, einem Tanz, einer Meditation oder auch beim Essen.

Es ist lediglich in unserem Denken verknüpft, dass uns Essen auch Geselligkeit beschert. Diese Tatsache ist erst einmal nicht schlimm. Nur wenn jemand – und ich kenne viele – im Umkehrschluss folgert: »Will ich Geselligkeit, statt mich allein zu fühlen, dann muss ich nur essen oder mich zum Essen verabreden«, dann gibt es einen Konflikt, falls derjenige gleichzeitig eigentlich abnehmen will.

Er könnte fatalerweise weiter schlussfolgern: »Jetzt, wo ich am Abnehmen bin, bin ich nicht mehr gesellig.« Unser Unterbewusstsein sabotiert deshalb schnell das Abnehmen, damit derjenige weiterhin die gute Erfahrung von Geselligkeit machen kann. Danke liebes Unterbewusstsein, ich weiß, du meinst es nur gut!

Die Krux, liebe Leser, liegt in der falschen Schlussfolgerung! Essen kann nichts machen, außer uns ernähren, sättigen, vergiften oder fett machen. Alles andere schreiben wir dem Essen zu, verbinden wir unbewusst damit – so auch die wahnwitzige Vorstellung, es sei gesellig. Viel Gesellschaft = viel Gewicht? Gesellige Menschen = dicke Menschen? Wenig Gesellschaft oder einsam, aber dafür schlank? Wenn ich denke, dass Essen mir Geselligkeit verschafft, dann nehme ich wahrscheinlich nicht das Alleinsein in Kauf, um schlank zu sein? Zum Glück ist das nur ein Gedanke.

76...weil wir gute Gastgeber sein wollen

Neulich war ich endlich mal wieder mit meiner besten Freundin verabredet. Es schien ein schöner Sommertag zu werden – perfekt für einen gemütlichen Nachmittag im Garten. So besorgte ich eine Familienpackung Nusseis, einen Becher Sahne und Schokoladen-Keksröllchen. Morgens kochte ich eine große Kanne Kaffee und stellte sie in den Kühlschrank. Alles war vorbereitet für zwei große Eiscafé im Garten für jede von uns.

Meine Freundin kam und war begeistert, dass ich ihr Lieblingsgetränk servierte. Das exquisite Eis-Sahne-Erlebnis genießend, machte ich mir gleichzeitig Vorwürfe: Wie hatte ich so eine Kalorienbombe auftischen können? Ich wusste doch, dass meine Freundin seit Jahren versucht, abzunehmen.

Klar, ich will meinen Gästen eine Freude machen mit ihrer Lieblingsspeise. Für mich allein hätte ich keinen Eiscafé gemacht. Nicht wegen des Aufwands, Aufwand scheue ich in Küchendingen überhaupt nicht. Nein, ich hätte mir jedoch die Kalorien gespart, die leeren Kohlenhydrate nicht zu mir genommen. Tue ich das also meiner Freundin zuliebe? Kann man so etwas *für* jemanden tun? Täte ich meiner Freundin nicht einen größeren Gefallen mit Mineralwasser und Obst? Auch meine eigene Diät würde ich zurückstellen, wenn ich Gäste erwarte. Es ist mir also wichtiger, meine Gäste zu verwöhnen, als mein Ziel zu erreichen oder deren Ziel unterstützen, nämlich Gewicht zu verlieren.

77...weil wir nicht selber kochen

Wer nicht selbst frisch kocht oder nicht das Glück hat, dass das jemand für ihn tut, der ist ein potenzieller Kunde von Fertiggerichten. Wenn derjenige nun Gewicht verlieren will, hat er ja nicht automatisch Zeit und Möglichkeit, seine Mahlzeiten frisch zuzubereiten.

Wählt er weiterhin Fertiggerichte und Convenience Food, wird das Abnehmen für ihn überaus schwierig, wenn nicht unmöglich.

Die Tütensoße, Tiefkühllasagne und der China-Mann sind fast überall verfügbar. Die Produkte sind billig, handlich, appetitlich, fix und fertig. Bei deren Herstellung ist von den ursprünglichen Lebensmittelzutaten jeglicher Geschmack entwichen. Die Lebensmittelindustrie tut wieder Geschmack dran. Und zwar genau die Geschmacksrichtungen, die der Mensch am liebsten mag: salzig, fettig und süß. Wenn es geht, alle drei zusammen. Das ramponierte Aroma wird künstlich ersetzt, so dass wir mehr als nötig von dem Zeug essen wollen. Uns wird durch ein überaus ansprechendes Bild auf der Packung sowie die aufdringlichen Aromen, die entweichen, sobald wir dieselbe öffnen, suggeriert, dass wir zum Beispiel gleich fruchtige Tomatensoße zu uns nehmen werden. Doch der Körper sehnt sich umsonst danach: Es kommt nicht das, was das Bild auf der Verpackung versprochen hat. Er bleibt unbefriedigt, will noch eine Portion, will das, worauf er sich »eingestellt« hat.

Leider liefern die Fertiggerichte über die Maßen Energie. Wieder nicht das, was der Körper erwartet: eine selbst gekochte Soße aus reifen Tomaten mit saurer Sahne schmeckt, befriedigt und versorgt uns mit wichtigen Nährstoffen. Eine Tomatensoße aus der Tüte dagegen liefert uns mit einer kleinen Menge, die blitzschnell auf der Zunge zergeht, eben mal 300–400 kcal (= ein Fünftel unseres Tagesbedarfs). Eine Zwischenmahlzeit beim Chinesen liefert schnell drei Viertel des Tagesbedarfs. Doch wir sind weder lange satt, noch zufrieden. Vielleicht kennen Sie das Phänomen: Ich esse Junk und möchte zum Nachtisch noch mehr Junk. Nicht nur, dass es jetzt eh egal ist usw., auch ein echtes Verlangen nach extremem Geschmack, ob süß oder salzig, ist vorhanden.

Das beste Mittel gegen die hoch entwickelte Verführungskunst der Lebensmittelindustrie ist vernünftiges Denken. Willst du schlank und gesund sein, iss möglichst wenig weit verarbeitete Lebensmittel – Beispiel: Apfel, Tomate & Co in Reinform, abwaschen, essen, fertig! Boah, ist das einfach! Das sollte ich mir schnell patentieren lassen.

Die gute Nachricht, lieber Leser, ist, dass sich unser Geschmack immer wieder in jede Richtung »erziehen« und mit etwas Geduld leicht verändern lässt. Also haben Sie Geduld mit Ihren Geschmacksnerven, wenn Sie bei den ersten Rohkostversuchen den Eindruck haben, es fehle dem Gemüse an gewohnter Intensität. Ach ja, salzen nicht vergessen, das haben Knorr und Oetker bisher für Sie erledigt.

78...weil unsere Böden mager sind

Karge Ernteerträge waren früher eine der Ursachen für Hungersnöte. Getreide, Gemüse und Kartoffeln waren nährstoffarm, weil die Böden ausgelaugt waren. Dann erfand Herr Liebig den Mineraldünger. Seither wird dem Boden NPK-Dünger zugeführt. NPK steht für Stickstoff, Phosphor und Kalium. Liebig fand heraus, dass für optimales Pflanzenwachstum und den daraus folgenden hohen Ernteertrag mehrere Stoffe zugeführt werden müssen, und zwar im richtigen Verhältnis. Er machte die Entdeckung des Minimalfaktors. Er beobachtete, dass es einer Pflanze oft an einem Stoff besonders mangelt. Wird dieser Stoff nicht zugeführt, aus dem Boden direkt oder mithilfe von Dünger, kann selbst die Zufuhr einer großen Menge von anderen Stoffen den Mangel des fehlenden Nährstoffs nicht ausgleichen und die Pflanze bringt keinen Ertrag. Ein Stoff bestimmt den Minimalfaktor, beispielsweise Phosphor. So kann in der richtigen Zusammensetzung ökonomisch gedüngt werden, wobei der Stoff mit dem Minimalfaktor ausschlaggebend für den Ertrag ist.

Leider hat die Sache einen Haken. Die Böden werden seit der frühen Steinzeit durch Ackerbau ausgelaugt. Nutzpflanzen wurden entnommen und mit ihr die Nährstoffe, die die Pflanze aus dem Boden gezogen hatte. Diese Nährstoffe sind gleichzeitig auch wichtige Spurenelemente für Säugetiere, also auch für den Menschen. Über die Jahre wurden immer wieder Naturdünger eingesetzt: Stallmist und Waldboden (Humusauflagen). Später, während der Industriealisierung, mussten mehr Stadtbewohner durchgefüttert werden. Die Böden konnten sich weniger regenerieren. Mit dem NPK-Dünger konnten jedoch gute Erträge bei den Nutzpflanzen eingefahren werden (hoher Stärkegehalt und damit Sättigungsgrad). Die Spurenelemente oder Aminosäurenanteile der Pflanzen und deren Früchte haben sich weiter dezimiert. Wenn wir heute ins Regal im Supermarkt greifen, sehen wir auf der Verpackung eine Getreideähre oder eine rote Tomate. Der menschliche Körper lässt sich leider nicht so übertöpeln wie die Nutzpflanze, die mit ein wenig NPK-Dünger optisch gut gediehen ist. Ein Säugetier wie der Mensch muss, um 1 kg Körpermasse aufzubauen, beispielsweise als Heranwachsender 10 kg Pflanzen essen. Fehlen dem Körper aber wichtige Spurenelemente, weil sie nicht mehr ausreichend in der Nahrung sind, treten Mängel auf. Diese Mängel wirken auf die Gesundheit, aber vor allem auf das Essverhalten. Der Mensch isst nämlich auch nach einem Minimalprinzip. Das tut er intuitiv. Er isst solange bzw. hat solange ein Verlangen nach Essen, bis der momentan für ihn wichtigste Stoff im Körper aufgefüllt ist. Unter Umständen muss er dafür große Mengen essen. Isst er beispielsweise Brot oder Kartoffeln, hört er erst auf, wenn ein bestimmtes Spurenelement aufgefüllt ist. Will sagen, er nimmt überflüssige Energie (kcal) auf, bis der Minimalfaktor erfüllt ist. Um Mängel auszugleichen, essen wir uns dick – ja, wir verhungern im Überfluss. Vielleicht kennen Sie das auch: Sie stehen vor dem Kühlschrank und »wissen« nicht, was Sie essen sollen. Sie wundern sich, dass Sie »noch irgendetwas brauchen«, obwohl Sie sich schon voll fühlen. Wir verstehen die Signale des Körpers nicht, dem bestimmte Vitalstoffe oder Proteine fehlen. Warum fehlen Magnesium und andere Nährstoffe in der Nahrung?

Ich gehe mal davon aus, dass Sie wissen, was Sie abnehmen wollen. Sie wollen nicht nur Gewicht verlieren, sondern ganz konkret Fett abbauen. Alles andere macht ja auch keinen Sinn. Denn Muskeln sollten Sie nicht abnehmen, weil das die einzigen Orte sind, wo Sie Fett verbrennen. Der Mensch verbrennt Fett *nur* im

Muskel! Dort sitzen hochaktive Zellen, die mit Hilfe von Enzymen die Fettverbrennung einleiten. Ohne die Enzyme findet keine Verbrennung, also auch kein (Fett-)Abnehmen statt. Diese Enzyme sitzen in den Mitochondrien, den eigentlichen Kraftwerken der Muskelzellen. Die Enzyme und damit die Fettverbrennung können nur mit Hilfe bestimmter Vitalstoffe richtig funktionieren. Und das ist jetzt kein Marketing-Gefasel von kaufmännisch denkenden Vitaminanbietern. Das ist Naturwissenschaft. Selbst die DGE kann sich dieser fundamentalen Wissenschaft nicht entziehen. Dazu ein kleiner Ausflug in die Ökologie, da wo ich (Ralf Neureuter) herkomme. Ich habe während und nach meinem Studium als Landschaftsökologe einige Jahre als Assistent und als Student in bodenkundlichen Laboren verbracht. Bodenökologen untersuchen den Stoffeintrag landwirtschaftlicher Böden für den Grundwasserschutz oder für die Pflanzenernährung. Dort kommen aufwändige Methoden, zum Beispiel chemische Analytik und Sickerwasseranalysen, zum Einsatz. Beispielsweise werden Regen- und Sickerwasser im Boden aller relevanten Horizonte und Schichten untersucht. Damals wie heute können Bodenökologen genau bilanzieren, wie viel Stoffe in den Boden eingebracht, anschließend von der Pflanze aufgenommen werden und wie viel ins Grundwasser gelangt. Dazu werden die Böden auch chemisch daraufhin analysiert, wie viel Nährstoffe der Boden festhält oder selbst enthält. Bei all den Daten, die zu meiner aktiven Zeit als Ökologe zusammenkamen, war eins sehr früh in den 90er Jahren klar: Bodenversauerung verändert die Chemie im Boden. Bodenversauerung ist etwas ganz Natürliches. Jeder Regentropfen, und sei er noch so sauber, reagiert schwachsauer. Das ist Grundlagenchemie. Nach der Eiszeit in Mitteleuropa vor etwa 10.000 Jahren fing die Bodenversauerung an. Die Eiszeiten vorher schwemmten viel Gesteinsmaterial an, von Geröll bis Ton. Nach der letzten großen Vereisung konnte die Bodenbildung einsetzen. Aus dem Geröll, Sand, Schluff und Ton (Lockersedimente) konnte in Verbindung mit der ersten spärlichen Vegetation die Bodenbildung einsetzen. Sie setzte sich im Prinzip bis heute fort. Boden entwickelt sich immer weiter, sofern nicht eingegriffen wird und eine Straße drüber gebaut wird oder der Bauer mit seinem Pflug drüber geht. Das Entscheidende bei der Bodenbildung von vor 10.000 Jahren bis heute ist die Verwitterung durch die Versauerung. Ich rede hier von den Gebieten nördlich der Alpen. Verwitterung setzt ein, wenn Regenwasser sauer reagiert und Bodenminerale verändert und zum Teil auflöst, die dann versickern. Ein Sandkorn bleibt, wie es ist. Siliziumoxid ist schwer verwitterbar. Ein Tonmineral im lehmigen Boden, das in kleinsten Lockersedimenten (kleiner als Sand und Schluff) sitzt, enthält alle wichtigen Minerale, wie Eisen, Calcium, Magnesium oder Kalium. Die sind auch für uns Menschen lebensnotwendig, nicht nur für Pflanzen. Wenn so ein Tonmineral mit der Zeit verwittert, werden seine Minerale frei löslich. Im Bodenwasser gelöst, werden sie als Ionen von den Pflanzen aufgenommen. Die Tiere und auch der Mensch nehmen hierüber ihre benötigten Minerale auf. Die Pflanzen selbst humifizieren nach dem Absterben und bilden Humus, der sich mit den Bodenmineralen vermischt und ein wertvoller Speicher für die lebensnotwendigen Minerale darstellt. So weit so gut.

Die öffentlichen Diskussionen um sauren Regen und CO_2 habe ich (und haben im Übrigen auch meine Professoren aus Geologie, Ökologie und Klimatologie) nie verstanden, weil die wirkliche Gefahr weniger im Waldsterben und Klimakatastrophe als vielmehr im Entzug unserer Lebensgrundlage, im Entzug der Versorgung mit essenziellen Nährstoffen liegt. Klimaveränderung und Waldsterben sind eher Nebenkriegsschauplätze. Ich erkläre Ihnen warum.

Saurer Regen beispielsweise. Die oben beschriebene natürliche Verwitterung der Minerale verkraftet der Boden, weil seine Pufferkapazität stärker ist als die Belastung durch Versauerung. Puffer kennen Sie, wenn Sie Ihr Beet im Garten mit Kalk versorgen. Da wird die Säure abgepuffert. Das heißt, es werden nur wenige Minerale zerlegt und infolgedessen auch wenige Minerale ausgeschwemmt. Wenig ist hier relativ. Ohne Puffer wird ein Mineral (z. B. Tonmineral) regelrecht durch Säure aufgeknackt und die Einzelatome der Minerale gehen als gelöste Ionen im wahrsten

Sinne den Bach runter. Ionen in Lösung kennen Sie auch und zwar im Mineralwasser. Die ausgeschwemmten Minerale stehen dann der Pflanze und später dem Tier oder Menschen nicht mehr zur Verfügung. Es kommt zur so genannten Chelatisierung; eigentlich schwerlösliche Stoffe, wie Eisen und Magnesium, versickern ins Grundwasser oder werden so tief verlagert, dass keine Pflanze mehr daran kommt. Das wissen Bodenökologen ganz genau. Das wusste man schon in den 30er Jahren. Wer kennt sie nicht, die Löns-Heide. Wissen Sie was die Heide ist? Ein Gefolge der Versauerung und Auswaschung der Böden. Heute bewundern Ökoromantiker diese Landschaften, die aber nichts anderes sind als Zeugnisse der ersten Ökokatastrophen in Europa. Die Böden unter diesen Heiden sind so genannte Podsol-Böden. Übersetzt heißt das Ascheböden. Der Oberboden ist ausgewaschen und aschgrau, und bis 3 m tiefer liegen Versteinerungen vor (so genannter Ortstein) bestehend aus ausgewaschenen Eisen-Magnesium-Calcium-Komplexen. Der Mensch hatte damals große Probleme mit der Nährstoffversorgung. Pflanzen kamen nicht mehr an Nährstoffe, die versteinert in tiefen Schichten vorlagen. Es gab Hungersnöte und Mangelernährung unter den Bauern. Also haben natürliche Verhältnisse und damalige Anbaumethoden zu Mangelernährung geführt. Es gab nicht den sauren Regen aus der Zeit nach der modernen Industrie. Damals herrschten Bedingungen vor, wie sie sich Ökoromantiker gerne vorstellen. Aber wir haben in der Ökologie erfahren müssen, dass eine Unterversorgung wichtiger Minerale auch unter Biohof-Böden vorkommen. Bodenkundlich konnten wir in der Chemie und Ökologie keine Unterschiede zwischen Böden im biologischen und konventionellen Anbau feststellen, außer einer ausgeglichenen Bilanz im konventionellen Anbau bei Stickstoff, Phosphor und Kalium. Warum wohl?

Die Wende kam mit der Erfindung des Mineraldüngers durch Justus von Liebig. Er erkannte, dass Nutzpflanzen den größten Ertrag bringen (Gewicht und Habitus), wenn drei Stoffe in minimaler Menge vorhanden sind. Daher das Minimalprinzip. Seither wird in der Landwirtschaft Mineraldünger mit den drei Stoffen N, P und K

(Stickstoff, Phosphor und Kalium) eingesetzt. Nutzpflanzen wachsen bestens, wenn diese Stoffe ausreichend im Boden vorhanden sind. Dann ist doch alles gut, oder?

Für die Nutzpflanze ist anscheinend alles gut, aber wir, die wir sie essen, die wir von ihr gut ernährt sein wollen, warten immer noch auf Magnesium. Die Landwirte führen nur NPK-Dünger zu, nicht Magnesium! Der Nutzpflanze scheint das wohl egal zu sein, nur bei Mangel von NPK macht sie schlapp. Bei genügend NPK hat sie den größten Ertrag, beispielsweise an Stärke und Gewicht, eben das, was uns kurzfristig Energie gibt, wenn wir Brot, Nudeln oder Kartoffeln essen. Aber woher kommt das Magnesium? Wenn Magnesium ausgewaschen ist, ist es nicht mehr da. Es kann auch nicht gemacht werden. Es wird auch nicht durch den Regen eingetragen. Ich hoffe, Sie wissen das noch aus dem Chemieunterricht. Magnesium wird nicht gemacht; es entsteht nicht aus sich selbst heraus, es ist ein Atom, kein Molekül. Entweder ist es da, oder nicht. Und wenn der Bauer kein Magnesium zuführt (dazu hat er keinen Grund, weil die Pflanze auch ohne prächtig aussieht), ist es nicht in natürlicher Menge in Ihrer Nahrung.

Sehen Sie, jetzt wissen Sie, warum der Wald stirbt. Und der ist todkrank. Bäume sind nämlich nicht gezüchtet, stehen nicht auf gedüngtem Acker und deshalb fällt der Schwindel auf. Sie überleben ohne Mineralpuffer schlichtweg nicht. Wirklich, ich las in der Bildzeitung neulich, der Wald wäre gesund! Quatsch! Das sieht man nicht am Wuchs der Bäume, wie viele Förster das gerne möchten. Vergleichbar würde Ihr Arzt an Ihrer Hautfarbe und Augenrötung erkennen wollen, ob Sie Krebs haben. Sie würden ihn auslachen. Esoterik! Schätzmedizin! Aber genau das tun die Förster und Umweltbehörden. Die gehen in den Wald und untersuchen die Wuchsform. Sehr mittelalterlich. Fortschrittlich wäre, wie es die Ökologen in den Laboren machen: Das Wasser um die Wurzeln, die Stoffe darin und die Wurzeln selbst, untersuchen (ähnelt mehr einer Blutanalyse eines Krebskranken). Wäre es so, würde ein Landschaftsökologe in einer dieser Behörden sitzen. Nur, da sitzen

Förster oder Beamte ohne bodenchemisches Grundwissen. Okay, im Labor haben wir eine extreme Versauerung im Bodenwasser festgestellt. Ein pH-Wert von 2, regelmäßig! Extrem sauer! Da wird Aluminium frei und verdrängt schubweise alle Minerale, die chelatisieren dann und gehen tatsächlich den Bach runter. (Die Bäche haben wir mit radioaktiven Markern untersucht und genau das festgestellt.)

CO_2 trägt nämlich auch zur zusätzlichen Versauerung bei (Kohlensäure) und beschleunigt die Versauerung und Auswaschung von Mineralen. Der Landwirt führt NPK-Dünger hinzu, Magnesium wird nicht ausgeglichen, jedoch der Ackerboden wird zusätzlich mit Kalk versorgt, der Boden wird so gepuffert. Was passiert denn da?

Die Mikroorganismen im humosen Oberboden auf dem Acker mögen die pH-Wertanhebung. Dadurch wird der Humus mineralisiert. Regelrecht aufgefressen, 2–5 % jedes Jahr.

Die darin enthaltenen Minerale werden nicht mehr festgehalten und ausgewaschen. Denn nicht alle freien Minerale werden durch die Pflanze aufgenommen. Wie gesagt, das ist kein Vitaminhersteller-Geschwafel, sondern Grundlagenwissen der Ökologie, nachzulesen in jedem Lehrbuch über Bodenchemie.

Aufgrund dieser Überlegungen kann es keine ausreichende Versorgung von beispielsweise Magnesium geben. Magnesium wird von Jahr zu Jahr knapper im Boden. Kein Landwirt düngt Magnesium. Das ist schon seit den 30er Jahren bekannt und es wurde seither nichts unternommen. Nun, Magnesium ist auch in der Pflanze an vielen enzymatischen Prozessen beteiligt. Es ist ein Schlüsselmineral für lebenswichtige Synthesen wichtiger Vitalstoffe. Fehlt ausreichend Magnesium, verknappt die Pflanze die Synthese von Vitalstoffen. Infolgedessen fehlen uns außer Magnesium noch weitere Vitalstoffe, die wir in unserem Gemüse erwarten. Auch in Fachbüchern der Pflanzenphysiologie nachzulesen.

Das war jetzt die Begründung aufgrund von Lehrbuchwissen von

Biologen und Ökologen. Unbestritten. Ich finde, das ist notwendig, weil es immer wieder Propaganda seitens der Theoretiker und bürokratischen Schreibtischtäter gibt, die nicht genügend naturwissenschaftlich ausgebildet sind. Alexander von Humboldt würde sich im Grabe umdrehen.

Diese Überlegungen werden gestützt von diversen Studien. Was für Magnesium, bedingt durch die geologische Situation, gilt, trifft ähnlich auch für Selen zu:

»Deutschland hat wie Dänemark und Finnland selenarme Böden. Ein deutsches Brot enthält z. B. nur 1 bis 2 µg Selen pro 100 g Brot, kanadisches Brot dagegen 60 bis 100 µg/100 g.« (ELMAR WIENECKE, GERRY WEBER, MEIKE SIEPELMEYER: Mineralstoffe, Spurenelemente und Vitamine. Wissenschaftlicher Abschlussbericht der Screening-Aktion, hrsg. Bertelsmann-Stiftung, Gütersloh 2001: 85)

79...weil wir so viele Dicke kennen

In meine Praxis kommen viele Dicke. Übergewichtige Menschen beiden Geschlechts zwischen 16 und 66 Jahren. Selbstverständlich sind alle am Leben. Diejenigen, die die 50 noch nicht überschritten haben, haben Angst davor, eine gewichtsbedingte Krankheit zu erleiden. Auf die Frage: »Was ist das Schlimmste, was passieren könnte, würden Sie dick bleiben oder sogar weiter zunehmen?«, bekomme ich Antworten wie: »Dann würde mein Arzt sagen, ich müsse nun endlich abnehmen«, »Ich bekäme Bluthochdruck, wie mein Vater«, »Ich bekäme Gelenkprobleme, wie meine Mutter, und müsste operiert werden«, »Ich würde Diabetiker und könnte nicht mehr normal essen«.

Diejenigen, die über 50 Jahre alt sind, haben bereits gesundheitliche Probleme, die auf ihr Übergewicht, ihren Lebensstil und ihre Ernährungsgewohnheiten zurückzuführen sind. Auch sie leben noch. Auch sie kennen Leute, die noch dicker sind, und sie kennen viele Dicke, die nicht todkrank sind und auch überhaupt nicht krank aussehen.

Das ist für viele übergewichtige Menschen der Beweis dafür, dass es reine Panikmache ist, im Übergewicht die Ursache für so viele Krankheiten zu vermuten. Sie kennen lebende Beweise: gesunde Dicke. Und sie kennen viele kranke Schlanke.

Außerdem können sich so viele Leute unmöglich irren! Wäre Übergewicht ein Killer, dann hätten wir es doch schon gemerkt!

Falsch! Eine Milliarde Raucher weltweit denken, sie rauchen, weil es schmecke. Geben sie das Rauchen auf und probieren dann mal wieder eine Zigarette, sind sie dann anderer Meinung? Oder schmeckt die erste Zigarette nach ein paar Monaten wirklich? Können eine Milliarde Menschen irren? Ja! Eine Gruppe ist erwiesenermaßen dümmer als der Einzelne. Genauso wie die eine Milliarde Übergewichtiger bzw. der Teil von ihnen, der sich in Sicherheit wähnt, nicht am Übergewicht zu erkranken. Denn nur, weil es noch nicht geknallt hat, bedeutet das nicht, dass ich mich nicht auf einem Minenfeld befinde.

Mal Hand aufs Herz, vielleicht kennen Sie noch niemanden persönlich, der auf Grund seines Übergewichts krank ist, aber kennen Sie denn jemanden, der über 50 und gleichzeitig eindeutig zu dick *und* fit und vital ist? Jemanden, der mit hoher Lebensqualität alt und dick geworden ist? Mir sind nur Beispiele von uralten, fitten Menschen bekannt, die drahtig sind und hager.

80...weil wir nicht entspannen können

Entspannung ist der Normalzustand, der gesunde Zustand des Menschen. In diesem Modus werden keine Stresshormone wie Cortisol ausgeschüttet. Cortisol ist ein Dauerstressanzeiger. Wer nicht entspannen kann, hat viel Cortisol im Blut. Cortisol sorgt von Natur aus unglücklicherweise dafür, vermehrt Zucker im Körpergewebe in Form von Fett einzubauen.

Anspannung als Gegenteil von Entspannung ist eine Dysbalance. Wir sind immer geneigt, Ungleichgewicht auszugleichen. Oft versuchen wir das verzweifelt mit Dingen, die wir normalerweise genießen – wie Essen oder Trinken. Eigentlich geht es den ganzen Tag um nichts anderes als um das Erreichen des inneren Gleichgewichts. Wer die Erfahrung einmal gemacht hat, kennt den Unterschied zwischen unachtsam, wie mit Scheuklappen das Hamsterrad meistern *oder* mit Gelassenheit und konzentrierter Entspanntheit Dinge zu tun und wirklich dabei zu sein – und nicht nur das Ende der nervigen Tätigkeit und damit das Sofa mit Chipstüte und Bierflasche herbeizusehnen.

Wer Meditieren oder eine andere Entspannungsmethode lernt und täglich praktiziert, senkt den Dauerstress und somit den Cortisolspiegel im Blut. Viele Dicke essen vermehrt aus Frust, ausgelöst durch Stress und bestrafen sich doppelt: Nicht Entspannen und vermehrter Fetteinbau durch Cortisol. Nur, ohne Hunger essen entspannt nicht den Körper, genauso wenig wie Rauchen. Übrigens, die Schlaumeier, die jetzt meinen, dass die Buddhas doch auch dick sind, verwechseln sie mit den üppigen Figuren in den chinesischen Restaurants. Buddhas in Indien, Sri Lanka oder Tibet sind schlank. Sie sind Idealbilder von Menschen, die sich nicht ablenken lassen, auch nicht von stressigen Umständen. Wer sich nicht ablenken lässt, hat auch keinen Stress und somit keinen Grund zu essen und unnötig Fett einzubauen. Aber was denkt der Dicke? Der negative Mensch, der nörgelnde Deutsche? »Ich meditieren? Esoterikquatsch! Entspannen kann ich mich genauso gut beim Fernsehen auf dem Sofa.« Wer noch nicht meditiert, hat viele Vorurteile diesbezüglich. Wir bewerten immer das am stärksten, von dem wir am wenigsten wissen. Aber das gehört zum Wesen des Menschen: Er will in erster Linie Recht haben mit dem, was er tut und denkt. Mit Entspannen beim

Fernsehen in diesem Fall. Apropos, wie kommt es, dass so viele Leute gerade beim Fernsehen das Naschen nicht lassen können? Weil es so entspannend wirkt?

81...weil wir manipuliert werden

Wir, die Autoren, fühlen uns der Vernunft – und nur der Vernunft! – verpflichtet. Wir haben kein Interesse, Milliarden zu scheffeln am Ernährungsmarkt oder anderen Menschen Ideologien oder Dogmen aufzusetzen. Anders hingegen viele Institutionen, Unternehmen, die nicht integer handeln, sondern bei denen allein die Interessen der Börsenanleger oder der Profit im Vordergrund stehen. Zu schnell werden die Lebensmittelskandale der letzten Jahre vergessen. Es muss eine latente Manipulation befürchtet werden; vielleicht muss sie sogar generell unterstellt werden. Der Generalverdacht bekommt in dem Fall von der Spieltheorie und dem »Gefangenendilemma« Unterstützung. Nicht zu kooperieren bringt mehr Gewinn. Die im Gefangenendilemma betrogenen Kooperationspartner sind wir Verbraucher oder Bürger, die sich einfach gut informiert wissen wollen und beschützt vor raffgierigen Lebensmittelpanschern und Propagandainstitutionen im Ernährungs- und Gesundheitswesen. Sie wissen, was ich meine. Ein Fairplay ist für manche Unternehmen gar nicht mehr möglich, sieht man sich die niedrigen Gewinnmargen der Landwirtschaft und des Lebensmittelhandels an. Wirtschaftspsychologisch ist daher in der Food-Industrie, im Gesundheitssystem sowie in der Politik grundsätzlich eine beabsichtigte Manipulation ohne Rücksicht auf die allgemeine Gesundheit zu unterstellen. Unglücklicherweise werden die Tricksereien immer schwerer durchschaubar.

Manipuliert wird immer und es gehört zur menschlichen Kommunikation. Kommunikationswissenschaftler behaupten sogar, dass schon ungewollt manipuliert wird, sobald zwei Menschen zusammen sind. A will was von B, B will was von C und C will etwas von D. Da wird getrickst, verschwiegen, hintergangen, umgarnt, geschmeichelt, gedroht, verlockt, irritiert, verwirrt. Es werden Geschichten erzählt, es wird verführt und manipuliert, seit es Menschen gibt. Auch wenn es um das Essen geht. Bertolt Brechts »Erst kommt das Fressen, dann kommt die Moral« bezieht sich sicher nicht auf die heutige Verführung der Food-Industrie, Sie, Dicke wie Schlanke, auszutricksen bzw. Ihren freien Willen. Es trifft jedoch genau den Kern, wie heute unsere Gehirne manipuliert werden, um möglichst viel von Allem zu essen. Dabei lassen wir Geschmacksverstärker mal außen vor. Hier gibt es ein Einlenken bei den Fooddealern, beispielsweise bei Chips, die mit dem Etikett »natürlich ohne Geschmacksverstärker und Zusätze« darum werben, dass Sie gerade nicht verführt werden. Sie greifen zu, weil Sie ja jetzt kein schlechtes Gewissen zu haben brauchen, eine Sorge weniger, für Sie und für den Food-Hersteller. Zack, wieder manipuliert. Aber wie haben die das denn jetzt wieder geschafft? Mit dem Etikett »natürlich ohne Zusätze«? Vielleicht sind Sie zehn Sekunden vorher schon der Manipulation auf den Leim gegangen. Oh, nein, das kann nicht sein, denken Sie. Ich habe doch meinen Verstand und freien Willen! Pah, glauben Sie! Eine Illusion, wie Sie gleich erfahren werden.

Kommt ein Prof. Dr. Dr. durch den Bildschirm in Ihr Wohnzimmer, hören Sie ihm ehrfürchtig zu. Klar, wir alle verschaffen diesen Autoritäten täglich Zugang: durch Fernsehen, Radio, Internet und Zeitung. Ehrfürchtig lauschen wir dem fachlichen Kauderwelsch, das sich immer irgendwie plausibel anhört. Wir sind im Glauben, richtig informiert zu sein. Wir gehen gleich mehreren Illusionen auf den Leim: u. a. der Illusion, über Sachverhalte Bescheid zu wissen, Grundvoraussetzung rationalen Handelns. Der *Wissensillusion*, glauben Sie nicht? Dann lesen Sie mal das Buch »Der unsichtbare Gorilla« von Christopher Chabris und Daniel Simons; es verändert Ihr Weltbild. Die in dem erwähnten Buch beschriebenen Illusionen möchte ich um eine weitere, viel fundamentalere Illusion erweitern: der *Illusion eines dem freien Willens*.

Nicht nur dicke Menschen werden manipuliert, sondern auch schlanke Menschen. Weil niemand einen freien Willen hat, sondern nur die Illusion darüber. Jedes umsatzstarke Unternehmen weiß das und dass Kaufentscheidungen emotional gesteuert sind. Kennen Sie das?: Kaufreue nach dem Einkauf des 30. T-Shirts oder das schlechte Gewissen über die fettige Pommes am Vorabend? Sie werden langsam wach und erkennen, was Sie »falsch« gemacht haben. Als wären Sie von Sinnen gewesen. Schwache Momente kennt jeder. Schnell (er)finden wir Gründe für dieses Handeln. Rationale Gründe, um unser Gewissen zu befriedigen. Das liegt daran, dass beim Menschen rationale Entscheidungsgründe verspätet nachgesendet werden, nachdem sich das Unterbewusstsein schon Sekunden vorher entschieden hat. Das, was wir als »bewusste Entscheidung« interpretieren, ist nichts anderes, als eine zeitlich nachgelieferte scheinbare Entscheidung, die wir rational begründen und zeitlich zuordnen können. Dieser Mechanismus hilft uns, schneller zu entscheiden; der Verstand hilft uns, diese Entscheidungen zu reflektieren. Experimente in der Hirnforschung belegen, dass Probanden zunächst Entscheidungen in unterbewussten Regionen treffen, was mit modernen Gehirnscan-Methoden der Neuroforschung dargestellt werden kann. Erst später ist der bewusste Teil des Gehirns aktiv.

Freier Wille ist demnach eine Illusion. In puncto Abnehmen ist es nachvollziehbar. Zum Schmunzeln bringen mich Aussagen, austauschbar in Bezug auf das Lebensmittel, wie: »Ich weiß, *ich müsste abnehmen*, aber die Torten sind mein Problem.«

Wie kann eine Torte stärker sein als ein Mensch? In der Aussage liegt die Betonung auf *Ich weiß, aber ...* »Ich weiß« nützt hier gar nichts. Wie kann jemand etwas wirklich fundamental wissen, wenn er nicht konsequent danach handeln kann. Im Augenblick, in dem es um das Für und Wider der Torte geht, sind zwei völlig unterschiedliche Hirnregionen am Werk. Das Gehirn verarbeitet etwa zehn Millionen Bits/Sekunde an Informationen. Das ist eine Menge. Während Sie diesen Text lesen, nimmt Ihr *Bewusstsein* jedoch nur Informationen mit einer Menge von 40 Bit/Sekunde auf. Das ist vergleichsweise wenig. Das ist aber *der* Teil des Gehirns, auf den Sie sich täglich berufen, Ihr Verstand. Und nicht nur bei Ihnen, auch bei Ihrem Chef, bei Politikern, Experten und selbst dem Papst oder dem Dalai Lama ist das so. Dieser Teil Ihres Gehirns kann mit einer solch schlechten Performance lediglich zeitlich verzögert Informationen wiedergeben. Ihr Unterbewusstsein kann mit ca. 10 Mio. Bits/Sekunde, das heißt 250.000-mal schneller Informationen bewerten und Entscheidungen treffen. Beispielsweise, ob sich beim Anblick einer Spinne oder eines brutzligen Steaks auf dem Grill bei Ihnen Wasser im Mund sammeln soll oder nicht. Das Unterbewusstsein hat natürlich auch viel schneller Zugriff auf Erfahrungen zum Thema Spinnen, brutzlige Steaks oder frischgezapfte Biergläser als Ihr Verstand. Es gibt hierzu viele erstaunliche Erkenntnisse in der Neuroforschung. Sie sind so gewaltig, dass sie ein ganzes Weltbild ins Wanken bringen: Das Bild vom Menschen, der sich aufgeklärt mit dem Verstand über die Dinge da draußen in der Welt erheben kann, fällt in sich zusammen. Wir haben schlichtweg keinen freien Willen. Das geht so weit, dass sogar die Schuldfähigkeit von Schwerverbrechern in letzter Konsequenz bezweifelt werden müsste.

Doch bleiben wir beim Tortenproblem: »Ich weiß, *ich müsste abnehmen*, aber die Torten sind mein Problem.« Einige werden den armen Kerl, der eine solche Aussage macht, müde belächeln oder sogar urteilen, er habe nur nicht genügend Willenskraft. Hier wirkt die *Illusion vom freien Willen*. Die Neurowissenschaft steckt zwar noch in den Kinderschuhen und wissenschaftliche Erkenntnisse verändern das allgemeine Weltbild der Menschen im Zeitlupentempo. Einsteins Theorien relativierten die physikalischen Größen (wie Raum und Zeit); das hatte jedoch bislang wenig Auswirkung auf unser Alltagsleben. Wir beschränken uns auf unsere *Wahr*nehmung, die wir ja für *wahr* halten. Jede Wahrnehmung wird grundsätzlich für wahr gehalten, weil wir dem Verstand »zuhören«, der die Impulse unseres Unterbewusstseins filtert und kommentiert. Der Verstand verbiegt nachträglich den (Un)Sinn des

Unterbewusstseins. Achten Sie mal auf Ihre Argumente, Ihre Versuche, immer Recht behalten zu wollen, egal, wie unsinnig manche Sichtweise auf den zweiten Blick ist. Das Bewusstsein, also Ihr Verstand, mit seiner minimalen Verarbeitungskapazität legt einfach nur fest: Ich bin, ich denke, also treffe ich die Entscheidungen. Ich bin hier Chef und der Urheber von dem, was ich denke, sage und mache. Das ist jedoch eine Fehlannahme. Die Entscheidungen sind durchweg emotionaler Natur und haben ihren Ursprung im Unterbewusstsein, der Verstand fungiert eher als ein Kommentator.

Diese Illusion machen sich die Marketingabteilungen von Unternehmen zu Nutze. Verkaufserfolg gelingt nur auf dem emotionalen Weg, weil der Kunde emotional entscheidet. Dies wird der kritische und rational denkende Kunde vehement zurückweisen. Er habe sich ja »bewusst« dafür entschieden. Was er für eine bewusste Entscheidung hält, ist eine sekundenlange und zeitverzögerte Informationsweitergabe seiner unbewussten Entscheidung, die rein emotionaler Natur ist.

Marketing, die Wissenschaft der Kommunikation von Verkäufer und Konsument, ist nicht nur Werbung, sondern berücksichtigt vielmehr die Eigenschaften menschlicher Kommunikation und Entscheidungsfindung. Dabei spielen alle Sinne eine Rolle. Es werden Erinnerungen wie Kindheitswünsche, Träume, Lust und Gefühle über alle Sinne angeregt, wenn heute große Unternehmen die Erkenntnisse der Gehirnforschung in dem neuen Feld des *Neuromarketing* umsetzen. Es ist daher kein Zufall, wenn Supermärkte heute im Eingangsbereich Obst und Gemüse anordnen. Es vermittelt unterbewusst Frische. Dieser Eindruck bleibt natürlich auch für andere Produkte für eine gewisse Zeit gespeichert, auch wenn wir mit unserem Einkaufswagen schon bis zu den Konserven vorgedrungen sind.

Wer also meint, das Thema freier Wille, ja oder nein, sei nur eine Frage, der sich Intellektuelle in Sonntagszeitungen oder Philosophiestudenten widmen, sei gewarnt. Es ist genau der Grund, warum die Torte uns täglich im praktischen Versuch zeigt, wie es um unseren freien Willen steht, wie Unternehmen uns mit allen Sinnen verführen, die Torte mitzunehmen, die uns beim Bäcker so verlockend angrinst. Etwa zehn Sekunden bevor wir der Bäckereifachverkäuferin sagen: »Ach ja, und dann nehme ich noch zwei Stück von der Mokkasahne«, stehen wir noch wartend vor der Theke, wollen eigentlich nur Vollkornbrötchen holen ... Jedoch verarbeitet unser Unterbewusstsein schon mit 10 Mio. Bits/Sekunde alle Sinneswahrnehmungen. Vom Geruch übers Aussehen, Erinnerungen an die Zeit mit Oma beim Mensch-ärger-dich-nicht-Spiel mit Kaffee und Kuchen, Erinnerungen der Geschmackszellen, den Speichelfluss, den Heißhunger ... – und wir sind längst entschieden. Zehn Sekunden später – nach der Tortenbestellung! –, sind Sie davon überzeugt, dass es eine bewusste Kauf-Entscheidung war: »Ich habe doch auch gesunde Vollkornbrötchen gekauft. Das geschieht ja nicht jeden Tag und überhaupt, ...«. Bla, bla, bla.

Sie sind manipuliert worden. Allein durch die Konfrontation mit der Tortenauslage. Unterbewusst. Und Sie glauben, dass Sie sich bewusst entschieden haben.

Forscher am *Max-Planck-Institut für Kognitions- und Neurowissenschaften* in Leipzig haben sich mit der Entscheidungsfindung beschäftigt. Sehr gründlich. Unwiderlegbar. So eindeutig, dass wir jetzt wissen, *jeder* kann manipuliert werden. Oder glauben Sie, Sie kaufen Schuhe wegen des Preises, den BMW wegen der guten technischen Werte oder den Hamburger bei McDonald's, weil das Fleisch bessere Qualität haben soll als in der Frittenbude nebenan. Nein, Sie kaufen, weil Unternehmen Informationen aus dem Marketing und der Neurowissenschaft nutzen, um Ihnen bewusste Gedankenprozesse und Entscheidungen zu erleichtern: »Esse ich jetzt den Salat oder doch den Hamburger (mit Salat und Tomate)?« Anders ausgedrückt: Sie werden manipuliert.

Dort, bei den Forschern im Max-Planck-Institut beispielsweise, liegen mutige Probanden in Kernspintomografen. Die Freiwilligen sollen per Knopfdruck entscheiden, ob sie mit der linken oder rechten Hand drücken. Die Probanden bekommen Bilder mit Zeichen zu sehen. Sie müssen sich einfach die Zeichen merken, die sie zum Zeitpunkt der Entscheidung zu Gesicht bekommen. Die Forscher erkundeten während der Untersuchungen Hirnareale, die während des Versuchs aktiviert wurden. Man konnte ziemlich genau die aktiven Hirnregionen bestimmen. Den Forschern gelang es, Entscheidungen der Probanden bis zu zehn Sekunden vorher im Gehirn zu orten, bevor die Probanden den Knopf drückten.

Was das mit Manipulation zu tun hat? Ganz einfach. Die Nahrungsmittelkonzerne haben sich für diese Ergebnisse interessiert. Sie sehen darin nicht nur eine wissenschaftliche Spielerei, sondern den Schlüssel dafür, Kunden zu manipulieren, damit sie zu guten und treuen Kunden werden. Und das ganz systematisch. Früher wurde die Welt von Naturforschern vermessen und kartiert, heute werden Ihre Gehirne im Dienste der Gewinnmaximierung der Food-Industrie gescannt, wie bei einer Laborratte.

Natürlich behaupten dieselben Unternehmen, Zucker sei nicht schädlich, wenn man *bewusst* damit umgehe. Merken Sie was? Diese Unternehmen nutzen bereits das Wissen der Neurowissenschaft und machen daraus *Neuromarketing*. Sie schenken Ihnen gleich Argumente für Ihren Verstand. Übrigens Argumente, die erforscht wurden im Auftrag der Food-Industrie und abgesegnet von der DGE, der *Deutschen Gesellschaft für Ernährung*.

Die Manipulation der Massen wurde im Dritten Reich nahezu perfektioniert. Das Wissen von damals legt heute noch den Grundstein für Unternehmens-Propaganda. Diese untersucht mit den gleichen Methoden und mit sehr viel Geld, wie sie ihre Zielgruppe, beispielsweise Tortenliebhaber oder Chipsfans, noch häufiger und sogar gegen ihren freien Willen und Verstand ins Supermarktregal greifen lassen. Dort, wo der Industriemüll steht und

Ihr Unterbewusstsein manipuliert wird. Alle Sinne der Probanden werden in der Neuromarketing-Forschung getestet. Mit Farben, Gerüchen, Klängen der Chips-Tüte – ja, selbst das Knistern der Tüte wird von Sound-Designern gestaltet! –, Werbefotos, Slogans, um dann maximalen Erfolg beim Supermarktbesucher zu haben.

Bislang galt Marketing als Berufszweig, der auf Kundenbefragungen und Studien angewiesen war. Heute wird das Konsumentengehirn bis in jede Region gescannt, damit die Torte wirklich ein Problem für Sie wird. Dafür investiert die Nahrungsmittelindustrie viele Millionen Euro, um sie im Supermarkt, an der Tankstelle, beim Kiosk und in der Fast-Food-Kette um das Mehrfache wieder einzunehmen. Und Sie können nichts dagegen unternehmen. Kennen Sie das *Eisberg-Modell* der Hypnose? 20 % liegen über dem Wasser, sind also sichtbar, analog zu unserem bewussten Verstand. 80 % hingegen sind unsichtbar und schlummern unter der Wasserlinie, stellvertretend für unser Unterbewusstsein. Dem Unterbewusstsein messen die meisten Menschen keinerlei Bedeutung bei. Umso mehr widmen sich Neuromarketingexperten dem menschlichen Unterbewusstsein. Leider nicht nur für unser Wohlergehen, sondern aus geschäftlichem Interesse: dem Verkauf von Industriemüll, oft betrügerisch als »Lebensmittel« deklariert. So mancher Leser fürchtet sich davor, sich mit seinem Verstand oder sogar mit seinem Unterbewusstsein zu beschäftigen. Die Lebensmittelindustrie fürchtet sich vor Ihrem Unterbewusstsein überhaupt nicht. Sie gräbt dort im Verborgenen wie im Goldrausch nach Ihrem archaischen, unbändigen Hunger. Deshalb gilt für die meisten Menschen: Die Nahrungsmittelindustrie kennt Ihr Unterbewusstsein besser als Sie selbst.

82...weil wir jung sind

Viele junge Menschen im Alter um 30 sind sehr stark mit Karriere und Familienplanung beschäftigt. In dieser Zeit muss alles andere etwas zurücktreten. Badminton wie früher im Studium mit den Kommilitonen fällt jetzt flach. Das muss warten. Jetzt sind erst mal Karriere, Familie und Hausbau wichtiger. Das macht ja auch Sinn: In dem Alter haben wir in der Regel genug Energie dafür. Auch sind die Menschen in dem Alter noch recht gesund und können viel verkraften. Der dicke Bauch ist da noch keine Bedrohung, weil man ja bekanntlich erst ab 40 gehäuft Herzinfarkte bekommt. Der Freundeskreis ist automatisch noch relativ gesund und man macht seine Witze, wenn die ersten Gespräche auf Krankheiten kommen. In dieser Lebensphase gibt es schlicht wichtigere Dinge, als den eigenen Körper gesund zu halten, meinen wir.

Niklas hat natürlich längst bemerkt, dass die Hemden spannen und der Hosenbund kneift. Beim nächsten Kleiderkauf hat er es schon wieder vergessen – er kauft einfach, was passt und gefällt. Größe egal. Und einen kleinen Bierbauch haben die anderen in der Clique auch. Niklas denkt sich: »Ach, da trainiere ich ein bisschen strammer im Sommer, dann bin ich wieder der Alte.« Er hat keinerlei Einschränkungen durch sein zunehmendes Gewicht und hört deshalb auch bei den »Schauermärchen«, wie er das nennt, über Gefahren durch Übergewicht gar nicht hin. Ein Thema, das ihn nichts angeht. Alles ist gut, alles funktioniert und außerdem muss er sich auf seine Karriere konzentrieren. Dazu sind Überstunden unumgänglich. Es gilt, regelmäßig aufzusteigen, um ausreichend zu verdienen für den Wohlstand, den er sich vorgestellt und für den er schließlich das Studium absolviert hat. Leider kommt dazu, dass er arbeitsbedingt seinen Wohnort wechseln musste. So kann er nicht weiter mit seiner alten Fußballmannschaft trainieren und hat noch für keine neue Sportmöglichkeit gesorgt. »Ganz bestimmt suche ich mir wieder eine Mannschaft zum Kicken!«, denkt Niklas. Leider vergehen die Jahre, ohne dass Niklas wieder irgendwo in eine feste Mannschaft gehört. Er lebt weiter – ohne Sport. Der Bauch wächst. Die Freundin findet es nicht schlimm. Was soll sie auch verlangen, ist selbst kein Reh. Und so nimmt Niklas Kurs auf die Figur, für die er seinen Vater früher geneckt hat ...

83 ...weil wir viel im Auto sitzen müssen

Würden wir alle Wege, die wir am Tag zurücklegen, zu Fuß bewältigen, hätten wir sehr wahrscheinlich kein Übergewicht. Doch die Wirklichkeit sieht anders aus. Wir schlurfen vom Haus ins Auto, vom Parkplatz ins Büro, wieder zum Parkplatz, fahren zum Supermarkt, durchschreiten ihn gelassen auf den Einkaufswagen gestützt, welchen wir auf möglichst kurzem Wege zum Auto schieben, um wieder im Auto sitzend nach Hause zu fahren. Sie sehen, wir müssen, so wie wir organisiert sind, Sport machen, um der aufgenommenen Energiemenge, im Sinne einer ausgewogenen Energiebilanz, gerecht zu werden. Sport ist künstliche Schwerstarbeit. Von Beruf aus schwer arbeitende Menschen haben keine Diätgedanken. Sie essen, um satt zu sein und weil sie Energie brauchen. Die Schwerstarbeiter haben übrigens auch selten Schlafprobleme.

Also, wenn wir wirklich so gerne gut und viel essen und gleichzeitig gesund und schlank sein wollen, ja dann müssen wir entweder das Auto durch Fahrrad oder zweckmäßige Schuhe ersetzen oder einen Teil unserer Freizeit dem Sport widmen. Sind Sie ein ausgeprägtes Leckermaul, dann ist das sehr wahrscheinlich ein recht großer Teil Ihrer Freizeit, den Sie für den Sport reservieren müssten. Denken Sie an Ihre Vorfahren: Kilometer um Kilometer den Bären verfolgen, ihn schließlich erjagen und anschließend auf den Schultern heimschleppen. Dann war erst Zeit zum Schlemmen!

Ein Großteil meiner Kunden hört es nicht gerne, dass er sich eindeutig mehr bewegen muss, um sein Gewichtsziel zu erreichen. Dafür gibt es eine physiologische Erklärung. Solange der Mensch die meiste Zeit sitzt, isst er korrekt. Ja, Sie haben richtig gelesen, er isst korrekt *für diese Lebensart:* Pommes, Chips und Kuchenteilchen passen zum Schleich-Schlurf-Sitz-Gebahren! Junkfood ist das, was die Couch-Potato intuitiv verlangt, was sie ruhig und schläfrig auf Sitzmöbeln hält. Die Ernährung passt zum Lebensstil.

Fängt derselbe Mensch eines Tages an zu laufen, erwacht seine »somatische Intelligenz«. Die Körperintelligenz. Der laufende Mensch weiß, was er braucht und will, genauso wie der hauptsächlich Sitzende. Der Bewegte wählt automatisch Nahrung, die ihn leicht hält. Er kennt die richtige Menge. Wir werden alle mit dieser Körperintelligenz geboren. Durch das viele Sitzen in der Schule fängt der Körper an, sich anzupassen, an weniger Bewegung. Die Grundschulkinder müssen regelrecht lernen, still zu sitzen. Es liegt nicht in ihrer Natur. Genauso wenig wie über das Satt-sein hinaus zu essen. Kennen Sie Babys oder Kleinkinder, die sich überfressen? Nein? Sie haben aber bestimmt schon Kinder erlebt, die versuchen, ihren ganz eigenen Geschmack zu verteidigen. Kinder, die Soßen oder Butter ablehnen, oder Gemüse nur roh mögen, die dies nicht mögen, aber das unbedingt essen wollen. Und vor allem aufhören zu essen, wenn sie satt sind. Somatische Intelligenz – möchten Sie die Ihre wieder spüren? Es ist nie zu spät für ein bewegtes Leben. Transformieren Sie sich vom Körperbesitzer zum Körperbenutzer.

84...weil Dicke sich zu krank fühlen, um sich zu bewegen

Anita hat sich an die meisten ihrer vielen Wehwehchen und Einschränkungen, die sie wegen ihres starken Übergewichts hat, schon längst gewöhnt. »Ich hab so meine Tricks«, verrät sie mir mit einem verschmitzten Lachen in ihrem hübschen Gesicht. Anita kauft sich nur noch Slipper statt Schnürschuhe, so muss sie sich nicht bücken. Ihren Einkauf im Supermarkt plant sie so, dass sie kurz oder gar nicht in der Schlange stehen muss. Wenn Anita ein Seminar oder Vortrag besucht, dann sucht sie sich einen Stuhl ohne Armlehnen oder einen am äußeren Ende der Reihe aus, damit sie einerseits hineinpasst und wieder herauskommt und ihre ausladenden Hüften nicht auf dem Schoß des Sitznachbarn zu liegen kommen. Genauso bei der Parkplatzauswahl. Anita achtet darauf, dass man sie nicht so zuparken kann, dass sie die Autotür nicht mehr vollständig öffnen kann, denn sonst käme sie nicht hinter das Steuer. Sie hat es sich angewöhnt, weit im Voraus zu denken und zu planen. Alles muss auf ihre Behinderung abgestimmt sein, sonst fielen einige ihrer Aktivitäten und Freiheiten weg.

Anita ist davon überzeugt, dass sie nur abnimmt, wenn sie Sport *und* Diät macht. Nur das mit dem Sport, das kriegt sie einfach nicht hin. Wenn sie sich jetzt vorstellt, raus zu gehen und zu walken, dann stellt sie fest, dass das nicht geht. Sie fühlt sich dafür einfach zu schlecht. Sie ist zu erschöpft von den Wegen, die in ihrem Alltag unumgänglich sind, für Arbeit und Haushalt. Alles in ihr schreit nach Ruhe und Sofaliegen. Und ihr ist viel mehr nach Weingummi und Keksen als nach Umziehen, Rausgehen, Anstrengen und Schwitzen. Anita ist zu dick, als in der Lage zu sein, zu walken. Sie fühlt sich zu krank, um sich zu bewegen.

85...weil wir Geschichten lieben

Mein Nachbar ist ein wirklich intelligenter Kerl: bodenständig, guter Job, erfolgreich privat und im Beruf. Er hat Humor, informiert sich gut, ist kritisch. Er weiß alles über Tipps für Haus und Technik. Nun, dieser Mensch wollte mich doch neulich davon überzeugen, dass er mithilfe eines Artischockenextrakts abgenommen habe. Der Extrakt würde das Fett schmelzen, ohne Diät und Sport. Ein Wunder, das wahr geworden sei. Er habe es erlebt. Was soll ich da sagen? Natürlich nichts. Privat gehe ich nicht gerne Streitgespräche ein. Ich habe nur zugehört. Vielleicht kennen Sie auch so einen Nachbarn, der gerne gute Zahnärzte, gute Läden und Topprodukte empfiehlt. Darauf vertraue ich oft. Aber eben nicht immer.

Mein lieber Nachbar war einer Empfehlung gefolgt und hatte erst einmal Erfolg. Er war zufrieden und gab seine Geschichte weiter.

Diese Art Logik hat einen Namen: »Deduktion«. Damit arbeiten viele Wissenschaftler, um den Blödsinn dieser Welt auf Plausibilität zu prüfen. Aber nicht nur Wissenschaftler. Auch der gemeinhin als »dumm« geltende Bauer. Besonders die Bauern aus Westfalen. Die verwenden nicht das Wort *Deduktion*, aber sie können sich mit bodenständiger Vernunft viel Blödsinn vom Hals halten. Der wahre Grund, warum Menschen beispielsweise an die gewichtsreduzierenden Eigenschaften von Pflanzenextrakten glauben, ist folgender: Der Mensch liebt Geschichten. Nicht erst seit Aristoteles – das geht noch viel weiter zurück, nämlich seit Menschen sprechen können und sich am Lagerfeuer Geschichten erzählt haben. Das war immens wichtig. Zum einen gab es keine andere Form der Unterhaltung, wie Lesen und Fernsehen, zum anderen dienten diese Geschichten auch dem Austausch lebenswichtiger Sachinformationen. Wir wissen, mit Geschichten lernt das Gehirn viel besser. Damals gab es keine Bücher oder Speichermedien zum Aufzeichnen von Informationen. Die damaligen Geschichten, die Menschen am Lagerfeuer ausgetauscht haben, dienten zur Unterhaltung, aber auch zur Mahnung. Die Informationen konnten regelrecht lebensrettend sein, dass man beispielsweise besser die roten Beeren nicht essen solle, die dort am Fluss neuerdings wachsen, dass sie jedoch aufgekocht die Kinder gut schlafen lassen und Krieger abends ihrer Frau im Schlaflager mehr in Ruhe lassen. Solche Infos, verknüpft mit lustigen Geschichten, blieben in den Köpfen der Menschen und wurden von Lagerfeuer zu Lagerfeuer abends weiter erzählt. Freilich war es besser, diesen Geschichten zu vertrauen, als die giftigen Beeren selbst auszuprobieren. Somit war es überlebensnotwendig, Geschichten von Nachbarn und Kollegen für wahr zu halten. Das ist auch der Grund, warum wir bis heute gern unserem Nachbarn glauben. Außerdem haben schon viele seiner Tipps auch uns Vorteile gebracht.

Viele Geschichten gründen allerdings auf Fehldeutungen.

Heute wird das Erzählen von Geschichten ganz bewusst in der

Werbung eingesetzt. Und nicht nur da. So glaubte mein Mann beispielsweise der Werbekampagne, übrigens auch von Ärzten unterstützt, dass Rotwein gesund sei. Ich schreibe bewusst Werbekampagne. Werbekampagnen sind bewusst gestreute Geschichten.

In einem Versuch mit Mäusen wurden positive Wirkungen auf die Gesundheit festgestellt, gab man den Tieren *Resveratrol,* einen Stoff, der auch in roten Trauben, also auch in Rotwein, vorkommt.

Zack, die Pille mit Resveratrol kam auf den Markt. Typisch für diese Art Wunderpillen ist die wahnwitzige Unter-Dosierung. Zurück zum Tierversuch. Die Testmäuse bekamen 400 mg Wirkstoff pro Kilogramm Körpergewicht. Mein Mann mit 85 kg bräuchte demnach umgerechnet 34 g täglich, um eine positive Wirkung auf seine Gefäße zu erzeugen. Die marktübliche Dosis der Tablette war ca. 0,2 bis 2,0 mg pro Stück. Er müsste somit ca. 18.000 Tabletten täglich zu sich nehmen oder 2.400 Liter Rotwein. Täglich. Prost.

Gut, hat einfach nie jemand ausgerechnet oder wenn doch, das Ergebnis nicht publik gemacht.

Auf jeden Fall gelangte die Geschichte um den heilbringenden Rotwein zu Ohren meines Mannes. Der hatte vor zwölf Jahren angefangen, Wein zu trinken, weil das ja so gesund sei. Und gesund wollte er sein – und schlank. Und besser schlafen konnte er auch, zumal er bis abends spät hart trainierte und der Wein ihm schön dabei half, »runterzukommen«. Mein Mann trank nun täglich sein Gläschen Rotwein. Dann hieß es im *Spiegel* oder in *Hobbythek* – Sie wissen, die Sendung mit dem sympathischen Bartträger – ein erwachsener Mann dürfe ruhig einen halben Liter Alkohol trinken, täglich! Nun trank mein Mann allabendlich die halbe Flasche. Wissen Sie, was das heißt? Abgesehen davon, dass Alkohol ein Nervengift ist, abgesehen von den negativen Wirkungen des Alkohols auf unseren Testosteronspiegel, das Vernichten der Fettverbrennungsenzyme und anderer fieser Fakten, wirkt Alkohol enthemmend. Alkohol enthemmt. Punkt. Das ist ein Fakt. Im Gehirn messbar. Kein Wunder, dass so mit jedem Schluck der Appetit stärker wurde. Das Rotwein-Gelage wurde also angereichert mit Käsescheiben, Nüssen und was sonst noch greifbar war.

Die meisten meiner Abnehm-Kunden leiden schon ohne Alkoholkonsum unter ihrem Ständig-um-den-Kühlschrank-Herumschleichen, um zu naschen. Und darunter, dass sie im Laufe des Tages weniger widerstehen können, dass der Willenskraft-Muskel zum Abend hin schwächer wird. Fatal, wenn man dann noch, mit gutem Gewissen und im Glauben, heilsame Stoffe zu sich zu nehmen, Alkohol genießt, obwohl man eigentlich gesund und schlank sein will!

86...weil wir bewerten

Wir bewerten alles sehr schnell. So auch alles zum Thema Gesundheit. Solange wir es noch nicht selbst erfahren haben, bewerten wir auch gesundes Verhalten nicht selten als anstrengend, schlecht, unangenehm oder irgendwie negativ. Uns graust es geradezu bei der Vorstellung, mageres Fleisch statt Bauchspeck kross zu grillen oder Quarkspeise statt Eis zum Nachtisch zu nehmen, Treppen zu steigen statt den Aufzug zu nehmen, und auf Kuchen wochentags verzichten, au weia. Genauer, wir erwarten negative Gefühle bei »gesundem Verhalten«. Wohingegen wir Schlemmen, Völlen und Ausruhen positiv bewerten.

Weshalb sollten wir uns also für das gesunde Verhalten entscheiden? Eine schlechtere Lebensqualität freiwillig wählen? Wir müssen doch sowieso an irgendetwas sterben. Dann doch lieber bis zum Tod mit guten Gefühlen gelebt, oder?

Der Begriff *Gesundheit* ist sehr abstrakt. Ich behaupte, er ist *zu* abstrakt, als dass es ein inspirierendes Ziel wäre, auf das ich losstürme und bei dem ich allen Hindernissen zum Trotz ankomme.

Wir wissen nicht, wie es sich anfühlt, gesund zu sein. Mit Verstand und Bewusstsein erreichen wir es nicht, »Gesundheit zu fühlen« und uns wahrhaftig vorzustellen. Fühlen wir uns schlecht, wollen wir weg von diesem Gefühl bzw. das Gefühl weghaben. Aber wir wissen nicht, wie wir uns fühlen wollen! Wir haben keinen Zugang, keine Vorstellung davon, wie es ist, den eigenen Körper zu beherrschen. Ihn zu nutzen, so wie man will. Ausgelassen herum hüpfen wie ein Vierjähriger. Sprinten, springen, die wohlige Entspannung nach intensiver Anspannung zu genießen, die eigene Leistungsgrenze auszutesten und auszureizen, die Muskeln zu spüren oder ganz einfach fliehen zu können. Noch schlimmer, als zum Körpergefühl eines bewegten Lebens keinen Zugang zu haben, ist es, dass wir uns schlecht fühlen, wenn wir daran denken oder etwas darüber lesen, hören oder Sportsendungen sehen. Bei der Vorstellung, wir müssten so etwas tun, wir müssten eigentlich Sport machen, fühlen wir uns unwohl. Wir bewerten gesundes Verhalten negativ. Damit ist der Misserfolg vorprogrammiert! Wer strebt freiwillig etwas Negatives an?

Die gute Nachricht ist: Bewertungen sind Gedanken – bewertende Gedanken. Besonders streng bewerten wir Erfahrungen, die wir *nicht* kennen. Damit schränken wir uns ein. Wir halten uns von Erfahrungen fern. Das tun wir wiederum aus Angst vor Einschränkungen ... Menschlicher Wahnsinn. Aber das zu ändern, ist möglich. Denken findet im Geist statt und der menschliche Geist ist transformierbar.

Wie weise und fruchtbar das Leben sein kann, würden wir uns offen und ohne Bewertung an neue Erfahrungen wagen!

87...weil wir ab und zu Alkohol trinken

Roland ist kein Alkoholiker im klassischen Sinne. Er hat »es« noch im Griff und händelt seinen Alkoholkonsum sozial verträglich. Er kauft Bier und Wein bewusst ein, nimmt sich ab und zu vor, eine Party ohne Alkohol zu verbringen und trinkt im Schnitt etwa alle zwei Wochen an einem Tag des Wochenendes vier bis fünf Flaschen Bier.

Jetzt könnte man denken: »Mein Gott, da trinken die meisten viel häufiger und viel mehr! Ich bin schon froh darüber, wenn ich nur am Wochenende trinke und unter der Woche nur bei besonderen Anlässen.«

Wir sehen, der Konsum ist individuell und es ist nicht allgemeingültig zu definieren, was zu viel ist. Es kommt darauf an, was man erreichen möchte. Rolands Verhalten passt nicht zu seiner Absicht, noch weitere fünf Kilo abzunehmen. Dafür ist sein Konsum zu hoch. Wieso? Roland ernährt sich grundsätzlich *low carb*. Das heißt, er verzichtet auf leere Kohlenhydrate, wie Kartoffeln, Reis, Nudeln, Brot und andere Teigwaren und Süßigkeiten. Meistens lebt Roland sogar *no carb*, also bleibt er mit der Tagessumme der Kohlenhydrate weit unter 50 g. Das lässt seinen Körper jede Menge Fettverbrennungsenzyme herstellen. Die braucht er, um weiter abzunehmen, um Fett zu verbrennen. Trinkt Roland Alkohol, werden die Fettverbrennungsenzyme vernichtet und es braucht wieder eine strikte *Low-carb*-Zeit, bis die Menge dieser emsigen fettverbrennenden Enzyme erneut aufgebaut ist. Sein Abnehmprojekt stoppt also bzw. macht sogar Rückschritte. Erst füllt er mit Alkohol seine Fettzellen wieder auf, dann schickt er noch seine wichtigsten »Arbeiter« in die Wüste!

Natürlich passt Alkohol schon wegen des hohen Kohlenhydrat-Gehalts nicht in Rolands Plan. Fast noch schlimmer ist für Roland, dass er von Bier Appetit bekommt. Damit noch nicht genug – Rolands Hemmungen verschwinden kongruent mit der Bierzufuhr! Man erkennt ihn nicht wieder. Roland futtert enthemmt los.

Am nächsten Tag hat sein Körper noch mit dem Alkoholabbau zu tun, so dass Roland nicht richtig fit ist und sein morgendliches Sportprogramm pausieren muss.

Inzwischen hat der Alkohol die Hormone Testosteron und Somatropin in Rolands Blut dezimiert. Das hat zur Folge, dass er weniger Willenskraft und Elan hat, bis sie wieder aufgebaut sind. Der nette Rausch hatte seinen Preis.

88...weil wir Vegetarier sind

Benjamin ist zu dick und wird immer dicker. Er ist glücklich, in Partnerschaft, erfüllt im Leben, im Beruf, er ist lustig, voller Ideen – alles ist prima, außer sein Körperumfang.

Benjamin ist Vegetarier. Vegetarier aus Überzeugung und Geschmack. Er denkt, er macht alles richtig, um gesund zu leben. Trotzdem gerät seine Gesundheit in Gefahr angesichts des immer größer werdenden Bauchumfangs. Mit dem Problem ist er weitaus nicht der einzige Vegetarier. Oft liegt der Fokus von Vegetariern allein auf dem »Fleischweglassen«. Fleischlos zu essen wird mit gesunder Ernährung gleichgesetzt. Natürlich gibt es neben Fleisch eine Riesenauswahl an wohl-schmeckenden und sättigenden Lebensmitteln. Und wenn man so etwas Schädliches wie Fleisch einfach weglässt, ist alles gut. Weit gefehlt! Eine Speise wegzulassen, ist leider noch keine Garantie für eine ausreichende Versorgung mit allem, was wir brauchen, um gesund zu sein. Und schließlich dient Essen dem Zweck, uns mit Nährstoffen zu versorgen. Vegetarier unterliegen oft dem Irrtum, dass Getreide ihren Körper gut versorgt – und Obst und Gemüse natürlich. Doch leider führt gerade der zu hohe Anteil an Getreide zu Krankheiten und Fettleibigkeit. Getreide besteht zu ca. 80 % aus Kohlenhydraten (zum Vergleich: Gemüse hat ca. 3 %). Kohlenhydratreiche Ernährung, wie man sie häufig bei Vegetariern findet, ist äußerst ungünstig für einen ausgeglichenen Blutzuckerspiegel und führt in der Folge nicht nur zu Heißhunger (auf Vollkornbobbes:)), sondern auch zu einer Reihe ernster ernährungsbedingter Erkrankungen.

Ein Vegetarier bringt Opfer. Will also Ausgleich, will lecker essen. Ein Vegetarier ist ein »Gutmensch«; er will sich nicht ins Unrecht setzen lassen. Schließlich macht er schon alles richtig und schont Tiere und Umwelt. Denn er isst kein krankmachendes Fleisch, unterstützt keine Massentierhaltung, ist ein Tierschützer und hat ein reines Gewissen. Getreide hat keine Seele, ist sauber – und Brot essen wir ja schon immer. Darüber hinaus kommen alle Jahre wieder irrsinnige Studien und Theorien auf den Markt, die uns erklären, dass unsere Vorfahren Vegetarier waren. Ja, haben unsere Vorfahren die Speerspitzen, die man an vielen Orten findet, denn nur zum Spaß abends am Feuer gebastelt? So statt stricken? Wissen Sie, wie schwer das ist? Wie viel Energie das gekostet hat? Die haben nichts zum Spaß gemacht; die haben sich ständig um ihr Überleben gesorgt. Tiere zu essen brachte mit einer Mahlzeit mehr Energie als Gemüse zu essen. Und Getreideanbau wurde erst sehr viel später betrieben. Also, ich bin überzeugt davon, dass unsere Vorfahren die Speerspitzen nicht zum Möhrenschnitzen benutzten. Will sagen, es ist bewiesen, dass wir »Fleischesser« sind.

Ob man als Vegetarier schlank sein kann? Natürlich! Voraussetzung ist, eine umfassende Kenntnis der vegetarischen Eiweiß- und Nährstoffquellen. Denn auch wenn Milch, Joghurt & Co weiß sind, sind sie nicht randvoll mit Eiweiß. Konzentriert man sich auf »fleischlos Essen«, dann ist die Gefahr groß, dass man schlapp und teigig wird.

Stellt man es geschickt an, lässt sich gesunde »Gemüse-Eiweiß-Ernährung« selbstverständlich auch vegetarisch gestalten.

89...weil wir Anerkennung brauchen

»Ich fühle mich schon wie eine Nudel!«, berichtet Marta, eine ausgesprochen hübsche 39-jährige Kundin. Ihr Sohn isst am allerliebsten Nudeln und Marta isst, was er isst. Marta liebt ihren

Sohn. »Für seine Lieben tut man, was man kann« war schon das Leitmotto von Martas Mutter, so wie das von deren Mutter und von deren usw. Alles für die Lieben tun, das ist fest in Martas Denken eingenistet und es ist ihre Priorität und ihr Vergnügen, täglich Pasta zuzubereiten.

Wahre Erfüllung kann man erleben, wenn man das Glück hat, jemanden zu versorgen. Vor allem, wenn man dafür Anerkennung bekommt. Wenn Kinder oder Partner das Essen loben und sich selig den Bauch damit vollschlagen. Es ist mit sehr schönen Gefühlen verbunden, jemanden zu umsorgen und zu versorgen. Oft ist es ein Ausdruck von Liebe und Geben von Geborgenheit, was eigentlich nichts mit Essen zu tun hat. Aber es kann so schön sein, dass man die guten Gefühle unbewusst wieder haben will und die Handlungen wiederholt, die dazu geführt haben. Einfach die Leibspeise für den Mann oder die Kinder kochen und fertig. Die Köchin wird anerkannt und geliebt. »Mama, du bist die Beste«, pflegte mein Sohn zu rufen, wenn er aus der Schule kam und sein Lieblingsessen roch. Und zack! Da ist es, das gute Gefühl. Erschaffen durch Anerkennung. Erschaffen durch Essen.

Und da Marta eine vielbeschäftigte Frau ist, nimmt sie sich nicht die Zeit, mittags noch extra ein zweites Gericht für sich zu kochen. Zum Beispiel ein Gericht ohne Nudeln.

Ganz nebenbei hat mir Marta erzählt, dass sie eigentlich Salat liebt. Würde sie sich Salat machen, könnte sie sich für das Zubereiten des Salats selbst anerkennen. Sie könnte auch endlich schlank werden. Dafür könnte sie sich wiederum anerkennen, womit sie weniger abhängig von der Anerkennung ihrer Familie wäre.

90…weil wir heimlich essen

Bibiana, eine offene, muntere 50-Jährige erklärt mir – als wäre es das Selbstverständlichste auf der Welt! –, sie esse das meiste, was sie isst, heimlich. Nämlich nachdem sie mit Tochter oder Mann gegessen habe. Dann isst sie irgendwie den ganzen Tag über, wenn keiner guckt, wenn sie alleine ist.

Für Bibiana wäre es nicht dieselbe Befriedigung, wenn jemand dabei wäre. Außerdem darf keiner sehen, was sie dort macht. Warum das so schlimm wäre? Weil sie sich schämt. Noch schlimmer allerdings ist die Vorstellung, dass sie weniger liebenswert wäre und für ihr Verhalten abgelehnt werden könnte. Selbst verurteilt sie ihr Verhalten so stark, dass sie sogar versucht, es *vor sich selbst* geheim zu halten. Hört sich verrückt an? Und wenn schon, das macht es nicht besser.

»Es« soll nicht sein, dass sie diese Mengen isst. Deshalb schaut sie so wenig wie möglich hin, will keine Zuschauer haben und will auch selbst nicht zuschauen. Dem Essen soll kein Raum gegeben werden und gleichzeitig doch wieder.

Für viele Menschen, die heimlich essen, sind es Gefühlsspannungen, die durchs Essen ausgeglichen werden sollen. Emotionales Essen soll die Spannung lösen, die zum Beispiel entsteht, wenn wir Gefühle unterdrücken. Oft haben wir schon als Kinder gelernt, Gefühle zu unterdrücken. Die unterdrückten Gefühle bleiben zwar im Hintergrund und zeitweise schwach, jedoch sind sie da und wirken. Wir müssen im Alltag oft Sache X tun, fühlen jedoch Sache Y. Das erzeugt Spannung. Vielleicht haben Sie ja die Möglichkeit, manchmal Dinge zu tun, die Sie wirklich gerne tun. Achten Sie mal darauf. Wenn Sie tun, was Sie in dem Moment auch tun möchten – also »wonach Ihnen ist« –, was Sie dann fühlen. Wahrscheinlich sind Sie entspannt und leiden nicht im Geringsten unter Gefühlsspannungen. Für die meisten von uns bildet es leider eine Ausnahme, zu tun, was wir tun wollen. Nur leidet nicht jeder unter den entstehenden Spannungen, wenn sein Tun gerade nicht mit seinem Fühlen in Einklang ist. Viele haben zum Glück Strategien zum Ausgleich der Spannungen. Andere Strategien als zu essen. Strategien, die ihre Gesundheit nicht gefährden, wie zum Beispiel

Laufen, mit dem Hund rausgehen, Meditieren oder ein schönes Hobby.

Bibiana hat sich durch zu viel Essen und durch ihre Heimlichkeiten einen inneren Konflikt und somit Gefühlsspannungen geschaffen. Die wollen ausgeglichen werden. Ausgleich und Erlösung schafft Bibiana durch Essen.

Gut, dass Bibiana sich Experten-Unterstützung gönnt, um diesen Teufelskreis zu verlassen.

91...weil wir das Ausmaß der Katastrophe nicht sehen

Wäre unser Körper transparent, dann würde man so einiges zu sehen bekommen. Ein Körper mit hohem Fettanteil böte ein beeindruckendes Bild vom Verhältnis der gelben Fettmasse zur roten, noch durchbluteten und wesentlich geringeren Muskelmasse. Man sähe vermutlich verstopfte Gefäße sowie die große Zahl der toten, entzündeten und unterversorgten Bereiche des Körpers, nämlich die Stellen, die wegen großer Fettansammlung nur unzureichend mit Blut versorgt werden. Bei genauerer Beobachtung des Bauchfetts könnte man dort die Bildung von gefährlichen Hormonen beobachten, die krankmachende Stoffwechselaktivität, die hier ganz klar gegen unsere Gesundheit arbeitet.

Könnte man diesen Anblick dulden oder wäre man erschrocken und müsste handeln, wenn man das wirklich so klar sehen würde?

Ich denke, dass der grausame Anblick nur in wenigen Fällen einen Handlungsimpuls auslöst. In den meisten Fällen würde der betroffene Körperbesitzer hoffen, dass es schon weiterhin so gut gehen werde wie bisher, dass er eine Ausnahme sei und trotzdem gesund bleibe.

Es müsste schon ein Sprung in die Zukunft sein – wie ein »gefühlsechter« Albtraum, in dem wir die Auswirkungen deutlich spüren, als wären sie plötzlich da. Von heute auf morgen könnten wir uns die Schuhe nicht mehr binden, Kurzatmigkeit und Schwitzen wären ständige Begleiter. Wir gingen nicht, wir wankten wie Teddys, schöben uns vorwärts, an Rennen wäre gar nicht zu denken. Keine Chance bei Gefahr: Wenn alle anderen schnell flüchteten, fielen wir um und kämen nicht mehr ohne fremde Hilfe hoch ...

Ein Traum müsste es also sein, der uns den Wahnsinn und das Risiko von Übergewicht so vor Augen führt, dass wir handeln müssten und wollten.

Ist das wirklich so?

Ein Traum von einer Katastrophe? Den würden wir abschütteln und für einen Traum halten.

Derjenige jedoch, der den Mut hat, den Albtraum zu erkennen, den er in diesem Moment bereits lebt, indem er sein Leben als dicker Mensch verbringt, der hat eine Chance zu handeln und Dinge zu verändern. Dieser Mutige könnte sich mit einer Zukunftsvision von den körperlichen Folgen seines Zustands unterstützen: Der »gefühlsechte Katastrophentraum« wäre Motor und Motivation zum Handeln. Sie sehen, unser Wissen, Sehen, Hören usw. reicht zum Umdenken nicht aus. Es ist da etwas, eine Wahl, eine Entscheidung nämlich, die einen Jeden dazu bringt, eine neue Richtung einzuschlagen und alles Handeln in Frage zu stellen oder eben weiter zu machen wie bisher.

Warum wir die Katastrophe nicht sehen, die da auf uns Übergewichtige zukommt?

Weil sie auf leisen, leckeren Sohlen kommt, deshalb. Sie kommt im Teigmantel, in kleinen Häppchen, butterzart, bisquitluftig, mit honigsüßem Stimmchen, cremig und verführerisch.

Käme sie brutal und über Nacht und wir würden eines Morgens mit

30 kg Übergewicht aufwachen und nicht wie gewohnt aus dem Bett springen können, sondern uns hievend und schlurfend zur Kaffeemaschine schieben müssen, würden wir uns vielleicht einen Moment der Katastrophe zuwenden und erst dann wieder dem Buttercroissant.

92 ...weil wir unsere Probleme nicht lösen

Hagen ist ein schlanker, sportlicher, dynamischer, richtig smarter Geschäftsmann. Genauer gesagt, er war es bis vor einem Jahr. Sein Inneneinrichtungsgeschäft im gehobenen Segment musste er aufgeben. Er meldete Insolvenz an. Recht schnell fand er eine passende Anstellung. Dort arbeitet er Vollzeit − bei voller Gehaltspfändung. Hagens kleine Familie, seine geliebte Frau und sein 7-jähriger Sohn bieten ihm allen Halt, den er braucht, um jetzt durchzuhalten, und den er vor allem im letzten Jahr brauchte, um die Insolvenz durchzuziehen.

Seine Frau Diana ist seit Beginn der geschäftlichen Schieflage 20 kg schwerer geworden. Nun will sie es anpacken und den Speck wieder »auflösen«. Doch sobald Diana mit einer Ernährungsumstellung anfängt, bricht ein quälender Hunger über sie herein. Sie fühlt diesen übergroßen Appetit, sie nennt ihn »körperlichen Hunger«, von mittags bis nachmittags durchgehend, so dass sie in der Zeit immerzu essen muss. Das Paar weiß, dass eine Privatinsolvenz unumgänglich ist. Ihnen bleibt momentan nur das Geld aus Dianas Halbtagsjob zum Leben. Damit ist der Schuldenberg im Leben nicht abzutragen. Doch Hagen leitet die Privatinsolvenz nicht ein und Diana meint, das zu regeln, könne und wolle sie ihm nicht auch noch abnehmen. So steckt das finanzielle Problem fest. Und es bestimmt das Leben der Familie. Ein Dauerbrennerthema, das ungelöst ist. Dreck in der Wunde.

Solange das nicht gelöst ist, zieht es die volle Aufmerksamkeit der Beteiligten an. Und es wird immer wieder Energie darauf verwandt. Es wird gedreht und gewendet, jedoch nicht gelöst.

Das macht Dianas Abnehmen unmöglich. Abnehmen kann in dieser Situation nicht die größte Priorität haben − automatisch drängen das fehlende Geld und der Schuldenberg an Platz 1 der Prioritätenliste.

»First things first« heißt ein weiser Spruch. Haben wir größere, akutere Probleme als unser Gewicht, sind diese zuerst zu bearbeiten, damit erfolgreiches Abnehmen möglich wird.

Die Hilflosigkeit, das Warten auf Aktivitäten des Mannes und die Sorge um das Wohl der Familie sind wie ein andauerndes Hintergrundrauschen in Dianas Leben. Das löst noch einen Effekt aus, der Dianas Körper statt Fett abbauen, Fett aufbauen lässt. Der emotionale Stress hat einen dauerhaft erhöhten Blut-Cortisolspiegel zur Folge, den Diana − im Gegensatz zu Hagen, der läuft regelmäßig − nicht abbaut. Isst sie etwas, kommt unwillkürlich auch Insulin ins Blut, Cortisol und Insulin zusammen im Blut geben dem Körper den Befehl: *Bau Fett auf, du brauchst deine Aufmerksamkeit und Energie für wichtigere Dinge als Stoffwechsel! Wir müssen aufpassen, wir werden irgendwie bedroht!* Und genau das spiegelt Dianas Lebensgefühl wider. Ihr umfangreicher Körper ist nur der Ausdruck davon.

93 ...weil wir morgens zuerst frühstücken

Wie, ich soll nicht frühstücken? Man predigte uns doch: Frühstücken wie ein König, mittags essen wie ein Kaiser und abends wie ein Bettelmann? Wieso denn plötzlich nicht mehr frühstücken?

Ein üblicher Aufschrei. Was ist normal und was ist natürlich?

Natürlich wäre: Aufstehen, trinken, laufen, essen.

Wieso natürlich? Weil genetisch korrekt. Beamen wir uns einfach mal im Geiste 20.000 Jahre, 30.000 Jahre und so weiter zurück. Da gab es uns auch schon lange. Wir hatten die gleichen Gene wie heute. Wir wohnten in Höhlen. Wir wachten auf und hatten Hunger. Wir kratzten uns, hängten uns das Bärenfell gegen die Kälte über – und? Suchten Kühlschrank, Kaffeemaschine und Bäckerei ... selbstverständlich vergeblich.

Nein, im Ernst, wir liefen los, dem Essen hinterher. Das konnte auch schon mal Stunden dauern, bis wir ein Tier erlegten und endlich frühstücken konnten.

So war es nun mal. Wieso wir das heute noch so machen sollten? Weil unser genetisches Programm es so vorsieht. Ignorieren wir das, werden wir krank und oder dick. Wir haben die Wahl. Den Menschen gibt es seit zwei Millionen Jahren bzw. so, wie er heute ist, seit 250.000 Jahren. Er ist seit weniger als 10.000 Jahren sesshaft und damit gleichzeitig Getreideanbauer und -esser. 10.000 im Vergleich zu 250.000 sind eine sehr geringe Zeitspanne. Evolution geht eher langsam voran und Sie können sich darauf verlassen, dass unser Körper sich noch nicht an das sesshafte Leben und die Ernährung mit Unmengen Körnern (= Kohlenhydrate) angepasst hat. Übersetzt: Der Körper hat sich noch nicht ans Aufwachen, Hinsetzen und Brotessen gewöhnt. Wer sitzt und Teig und Zucker isst, lebt unnatürlich und wird infolge dessen dick und krank.

Wer sich artgerecht (ver)hält und genetisch korrekt lebt, also läuft und danach Gemüse und Eiweiß zuführt, bleibt fit und vital. Er führt seinem Körper zu, was der zum Funktionieren braucht. Tanken Sie denn Ihr Auto mit Frittenfett? Wie lange ginge das gut?

Sie haben die Wahl! Was ist Ihnen lieber? Normal dick und krank oder natürlich fit und vital?

So wie der bekannte Autor Prof. Dr. Thomas Junker einmal schrieb:

»Die typische Futternarkose nach einer ausgiebigen Mahlzeit wäre für die Jagd nicht sehr förderlich gewesen ... « (Der Darwin-Code: die Evolution erklärt unser Leben von Thomas Junker, Sabine Paul) Soll nichts anderes bedeuten, als nüchtern joggen und dann frühstücken.

94...weil wir diese 93 Gründe nicht ernst nehmen

Über die Gründe, warum Abnehmen unmöglich ist, lernen wir nichts in der Schule, nichts von unseren Eltern, nichts von hilflosen Ärzten, von Medien, Pseudofachleuten, vom lieben Gott oder sonst wem. Wir nehmen nichts wirklich ernst, was unsere Gesundheit betrifft. Wir machen es nicht zur Chefsache. Hätte der Körper einen Beipackzettel, würden sicherlich viele dieser Gründe als Warnhinweise drinstehen.

Ich erinnere mich an die große Sonnenfinsternis in Deutschland 1999. Wie panisch wurden die Deutschen, für dieses Ereignis rechtzeitig eine Schutzbrille zu erhalten. Es war schlichtweg Angst. Irrationale Angst. Der Mensch verdrängt wirklich wichtige Themen, die ihm Sorge bereiten sollten, doch bei äußerlichen Dingen wird er irrational panisch. Zu den wirklich besorgniserregenden Themen besitzen viele Menschen keine Affinität. Sie schauen weg.

Wir reden lieber über EHEC, Vogelgrippe & Co als über Herzinfarkt. Herzinfarkt – hausgemachtes Leid, denn wer sonst als ich selbst hat Einfluss auf den Zustand meiner Gefäße – ist etwas, was uns wirklich betrifft. Er ereilt allein in Deutschland 800 Menschen täglich, 200 Betroffene sind sofort tot. 200 der 600 Überlebenden sterben in den folgenden zwei Jahren. Wie viele Opfer hatte die Vogelgrippe in Deutschland?

Die 95 Gründe lassen sich so oder so lesen. Fühlt man sich durch sie beleidigt, missachtet man sie und schlägt sie kategorisch in den Wind, bleibt es weiterhin unmöglich abzunehmen. Berücksichtigt man sie, prüft, welchem Grund man selbst seit Jahren die Treue hält, dann ist es wesentlich einfacher, endlich abzuspecken und das Risiko, an Übergewicht zu leiden und an den Folgeerkrankungen frühzeitig zu sterben, drastisch zu verringern. Und vor dem Sterben kommt das Leiden! Wenn jemand behauptet: »Ach Quatsch, wir müssen doch alle sterben«, hört sich das an wie: leben, leben, leben, umfallen und tot. So passiert das eher selten. Vor dem Sterben kommt das Leiden. Genau darauf haben wir großen Einfluss.

Denn es macht einen Unterschied, als 47-jähriger Mann Bypässe zu tragen oder wie ein Zwölfjähriger mit seinem Schäferhund auf der Wiese zu toben! Es geht um Lebensqualität. Ja, sterben müssen wir alle, aber nicht vorzeitig und nicht mit rasant abnehmender Lebensqualität.

95...weil wir uns nicht verändern wollen

Unsere größte Angst ist, dass sich irgendetwas verändert. Dass etwas nicht mehr so ist, wie es jetzt ist. Denn wir können uns nicht sicher sein, dass wir weiterleben, wenn etwas nicht so ist wie jetzt. Selbst wenn uns der Arzt mitteilt: »Wenn Sie so weitermachen (mit Fett, Zucker, Nikotin, zu wenig Schlaf, zu viel Arbeit ...), dann leben Sie nicht mehr lange!«, selbst dann halten wir an unseren Gewohnheiten fest und verdammen die Zigaretten nicht auf der Stelle und hassen die Torte nicht automatisch!

Wieso das so ist? Weil unsere Psyche einspurig schlussfolgert!

Denn, was wir bis heute erlebt und erfahren haben, ist: So wie es jetzt ist, so wie ich jetzt handele, kann ich überleben. Das hat unsere Psyche daraus gelernt und abgespeichert. Das ist durch die

Tatsache bewiesen, dass ich jetzt lebe. Zu überleben ist, neben selbstbestimmt zu sein und sich gut zu fühlen, *die* Priorität unserer Psyche. Dabei spielt es eine verschwindend geringe Rolle, mit welcher körperlichen Qualität dieses Überleben einhergeht.

Also heißt der einfache Nenner: Der momentane Zustand sichert mein Überleben, also muss ich den momentanen Zustand bewahren und Veränderungen vermeiden. Deshalb haben wir Angst vor Veränderungen – egal, wie vernünftig sie sind!

Leider ist diese Angst unbewusst (bis man sie sich aktiv bewusst macht). Wir wundern uns, wenn wir uns abends eine Tafel Vollmilch-Nuss schmecken lassen, dass wir das tun, obwohl wir sehr gut verstehen, was dann im Körper passiert und wie weit uns das bezüglich unserer Abnehmwünsche zurückwirft.

Zum Beispiel Wanda. Sie versteht das sogar richtig gut, weil sie Ärztin ist. Sie kennt sich besonders gut mit innerer Medizin aus, also auch mit dem Zuckerstoffwechsel. Das Wissen darüber reicht anscheinend nicht aus, um ausreichend motiviert zu sein, die Veränderung herbeizuführen, die wir für richtig halten. Unser Unbewusstes sabotiert das vernünftige Vorhaben mit der gesunden Lebensweise, weil es den bekannten Zustand für besser, weil als überlebensichernd bewiesen sieht und deshalb vehement verteidigt. Denn dem Unterbewusstsein ist die körperliche Gesundheit vollkommen wurscht. Unterbewusstsein und Verstand (Bewusstsein) können komplett gegensätzlicher »Meinung« sein, was gut und was falsch für uns ist. Genau das ist die Wurzel des Phänomens, das Sie vielleicht als »inneren Schweinehund« kennen gelernt haben. Bewusstsein und Unterbewusstsein haben nicht immer dieselben Ziele. Diese zu synchronisieren, erledigt sich wunderbar leicht in einer angenehmen Trance.

Schlusswort oder
Das Geheimnis schlanker Menschen

Der Körper ist immer bereit, uns zu dienen, und immer bestrebt, schlank und gesund zu sein. Sofern wir ihn lassen.

Er nimmt den ganzen Tag und die ganze Nacht ab. Außer wir hindern ihn daran.

Der Körper ist immer bereit, Fett zu verbrennen. Sofern wir es ihm gestatten.

Er kann nur verbrennen, was wir ihm anbieten. Bieten wir ihm ständig Zucker, verbrennt er kein Fett.

Dicke Menschen geben ihrem Körper zu oft und zu viele Kohlenhydrate und verhindern so, dass er Fett verbrennt. Er ist gezwungen, den angebotenen Zucker zu verbrennen. Das Fett bleibt liegen. Der Zucker, der nicht verbraucht wird, wird noch dazu als Fett gespeichert.

Schlanke Menschen erlauben ihrem Körper, Fett zu verbrennen. Sie bieten ihm Bewegung, erlauben ihm Entspannung und sorgen für alle Stoffe, die er braucht. Dazu gehören keine Kohlenhydrate.

Auch schlanke Menschen essen Kohlenhydrate. Sie gehen vernünftig damit um. Sie nutzen sie so, wie sie in der Natur vorkommen, verpackt in Äpfeln oder Tomaten. Kohlenhydrate sind eine wundervolle Luxusware. Delikatesse oder Gift – welchen Umgang wählen Sie zukünftig mit Kohlenhydraten?

Wie verhindere ich Übergewicht und Zivilisationskrankheiten?

Indem ich annähernd so lebe, wie ein Mensch lebte, als es Übergewicht und Zivilisationskrankheiten noch nicht gab – artgerecht: Bewegung, Alpha-Zustand, essenzielle Nährstoffe und

Eiweiß.

Produktempfehlung:

Wir werden oft nach Produktempfehlungen für Abnehm-Mittel gefragt. Tatsächlich haben wir ausgiebig Nahrungsergänzungsmittel getestet. Wenn wir uns die Zeit nahmen und die Zutatenliste genau anschauten, taten sich bei uns oft Abgründe auf, was einem als Konsument an Billigschrott da zugemutet wird. Als Fazit können wir sagen, dass bei vielen Anbietern das Geld in die Vermarktung der Produkte fließt und nicht in die Qualität der Inhaltsstoffe.
Vollständig überzeugt hat uns nur ein Produkt, das radikal auf Qualität und Dosierung der Inhaltsstoffe setzt: das VIPtaSlim-Paket des Schweizer Herstellers VIPtamin.
Das hat uns an diesem Produkt überzeugt:
Hochwertige Inhaltsstoffe statt teures Marketing
100% frei von Zusatz- und Süsstoffen.
Das Bio Eiweiß hat uns von allen getesteten am besten geschmeckt.
Unser Urteil: Der Abnehmeffekt ist zweifellos da. Eben weil es als Produkt so konsequent wie kein anderes das umsetzt, was wir in unserem Schlusswort „Das Geheimnis schlanker Menschen" auf den Punkt bringen: Hochdosierte, natürliche Vitalstoffe plus Eiweiß in Bio Qualität.

Mehr Infos zu unserem Testsieger unter:
www.viptamin.com

Haben Sie das Buch genossen?

Dann schreiben Sie gerne eine Rezension und lassen Sie uns wissen, was Ihnen gefallen hat.

www.ingramcontent.com/pod-product-compliance
Lightning Source LLC
Chambersburg PA
CBHW070916270326
41927CB00011B/2599